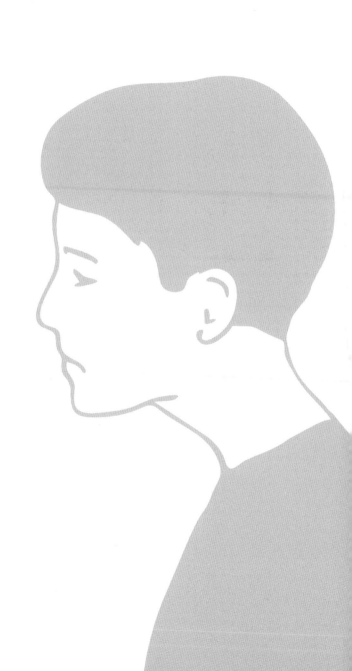

承認內在脆弱，
使你溫柔又強大

片田智也——著

黃詩婷——譯

【前言】
再強的強者，都必定有內在的脆弱

你是否因為充滿消沉、不安、憂鬱、煩躁、負面情緒，而只看到所有事情不好的一面、總是抱持著消極的念頭呢？

你是否因為發現自己的內心竟是如此脆弱，忍不住重重嘆了口氣，認為自己怎麼會如此軟弱，而對自己感到失望不已呢？

我想你應該也嘗試過很多辦法，希望能讓內在變得更加強大，卻沒有任何改變，結果一再重複這樣的體驗，想著：「算了吧，我受夠了！」

我非常清楚知道你的內在為何無法變得強大。

理由非常簡單，你是不是覺得「內在的脆弱」是不好的東西呢？是否覺得那是無用之物，找到就該「迅速丟進垃圾桶裡！」呢？

的確，不安、消沉、消極思考、負面情緒等都令人感到不舒服，可以的話，真希望能從它們旁邊繞過去。

但這個前提本身就是個錯誤。

「內在的脆弱」並非不好的東西，當然也不是無用之物。那並不是垃圾，而是讓你更加堅強的材料。

不管做了什麼，你的內心都無法變堅強，是由於你把消極思考、負面情緒等「令你堅強的材料」都丟進了垃圾桶。

舉例來說，我全家除了我以外都被診斷有憂鬱症，血緣上絕對是內在脆弱的一族，而我自己也比常人更加慎重、纖細且消極。

這究竟有哪裡不好呢？如果把這些性質都丟進垃圾桶裡，如今的我應該就不存在了吧。

我在二十幾歲的時候獨立創業，卻在三年後罹患青光眼，成了半路出家的視障者。我飽嘗不安、消沉、後悔、自卑感，而那一年，我那被診斷出罹患憂鬱症的姊姊也自殺了。

憤怒、悲傷、無力、寂寞一起在我的內心翻攪，當然我也曾覺得「活下去已經沒有意義」而想去死。

但當我在深淵裡死命掙扎時，猛然驚覺一件事，那就是**「沒有意義的話，就只能自己打造了吧」**。於是我開始因為想知道姊姊死去的真相而調查起精神醫療、精神障礙、精神藥物等相關資料。

之後我學習了精神療法及哲學，開始在演化生物學中，尋求何謂「內在脆弱」的解答。

在遺傳的特徵（傾向）中，某些特定因素對維持生存及繁殖成功有益是演化生物學的原則。也就是說，不安和消沉必定有什麼意義，只是你還不知道是什麼罷了。

在明白內在脆弱的意義後，我為一萬多人做過心理輔導，而聆聽我演講、在企業研習中成為我學生的人數則超過了兩萬人。

我的內在應該非常虛弱，卻克服了視覺障礙這個弱點；而能繼續從事這樣的工作，也是**因為我能將人類遺傳裡保留的「自然的脆弱」全部當成強化內在的材料**。

為了強化自己的內在你想必曾做過許多努力，但內在有因此變得強大嗎？

「往好處想」「過去了就別再糾結」「不要思考無法改變的事」等，這些大家耳熟能詳的「心靈強化法」的前提，應該都是否定你的內在脆弱。

否定脆弱，絕對無法催生真正的堅強。真正堅強的人非常明白這一點。

大家知道拳擊手麥可．泰森嗎？出道後，他僅僅花了兩年左右，就拿下三個協會比賽的世界冠軍，可說是歷史上最堅強的拳擊手，但就連泰森，在比賽前也總是因為擔心輸掉，害怕得雙手顫抖。

不管是多堅強的人，都有這種「自然的脆弱」，因為人的內在都是脆弱的。

當時泰森的教練卡斯．迪馬托這樣建議他：「擔心及恐懼是人類最好的朋友，同時也是敵人，就像火焰一樣。」也就是說，不應該拋棄擔心恐懼這種弱點，而是要和它培養感情、藉助它的力量。

先前你總是把「火」當成敵人、試圖遠離這「危險的東西」，但人類雖然害怕火，卻也將它當成工具善加使用。要是一直害怕火，那就無法好好生活了。

內在脆弱也是一樣的。你曾與自己消沉、不安的情緒好好相處嗎？還是因為害怕而一直試圖遠離它們呢？

不管做什麼都無法讓內在變得堅強，並非由於你是個軟弱的人，而是因為你下意識地否定消極思考、負面情緒等這些原先應該拿來好好利用的「強化內在的材料」。

內在的脆弱並非壞東西，也不是敵人，它就像是肌肉痠痛一樣，是必須存在的東西，同時也是你的好夥伴。

為何人類會一直保留著內在脆弱？只要能明白演化生物學的理論，就不需要那樣害怕，甚至能了解並接受這是可以使用的工具。

接下來你應該做的，大致上來說有三件事：

・認同會產生自然的脆弱才是人

・讀取脆弱提出的警告意義

・依循該意義來調整行動

每個人都具備自然的脆弱，那是為了保護自身而維持的警報系統，會為我們的行動提出最佳模式。

若否定這件事，就會讓自己身陷危險當中，進而催生「不自然的弱點」；又為了要修正這件事情建立起「不自然的堅強」，也就是拚命忍耐與逞強，這樣不會很痛苦嗎？

請和自然的脆弱成為好朋友。讀取情緒及感覺給你的警告，老實改變行動模式，建立起「自然的堅強」。

「但是我很擔心自己能否辦到。」

沒問題！你現在的不安就是「自然的脆弱」，不需要抹消、無視或假裝不在意。

請好好理解接下來我要告訴你的東西，確實實踐後，你的內在一定會變得更加堅強。

＊目錄

第二章、認同脆弱是自然的人性

第三章、別以不自然的否定與逞強來霸凌內在

第四章、善用情緒力量，內在自然能變堅強

第五章、不要思考情緒的警告，要以行動回應

第六章、人際關係最佳化，就能催生自然堅強

第一章

為何人的內在
總是非常脆弱？

就只是目前內在非常脆弱而已

我認為這個世界上完全沒有所謂「內在脆弱的人」，卻有很多「目前內在非常脆弱的人」。我向大家稍微說明一下。

說實在的，認為內在有所謂「堅強和脆弱」的想法有點怪怪的。為了讓大家比較容易理解，請大家先想想身體的情況。

舉例來說，有個運動神經發達、肌肉健壯的運動員，若問他的身體是強壯還是虛弱呢？想來應該是屬於強壯之人吧？

但就算是強壯的人，得了流行性感冒又會如何呢？要是發燒到三十八度，身體便無法隨心所欲。別說站起來了，可能連從床上爬起來都很難。

那麼，他是身體虛弱之人嗎？當然不是。**他並不是「身體虛弱之人」**，

而是「現在身體很虛弱的人」才對。發燒是身體為了殺死病毒而出現的防禦反應，才會造成他現在很虛弱。

這種時候，既不可以因為爬不起來就哀嘆自己身體虛弱，也不能逞強地說「一定得動起來才行」，反而會讓身體治不好。

只要明白「我現在非常虛弱」，然後躺下來，身體的狀況自然會恢復。

以相同的方式來思考，若是掉了錢包，心情會如何呢？想必非常消沉吧。肩膀下垂、唉聲嘆氣、怨聲載道……這樣就是內在脆弱嗎？

這和身體遇到問題的時候一樣，是「現在非常脆弱」。

就算是平常非常積極正向的人，掉了錢包也是會感到消沉的，要是完全不會消沉，那才奇怪呢。

消沉是為了「不要再次遇到相同的事情」而產生的防禦反應，因此消沉之人只不過是「現在非常脆弱」罷了。

接下來才會產生差別。我所見過的內在脆弱之人總是哀嘆消沉的自己實在「太沒用了」，想著「得早點忘掉而逞強」，否認那自然產生的脆弱。

若這樣還是非常消沉的話，就會開始否定自我，覺得「內在脆弱的我實在很糟糕」。**說老實話，這是「無用的自我否定」**。

舉例來說，因扭傷腳而無法好好走路時，難道大家會認為「我的身體實在太虛弱了」而否定自己嗎？

疼痛也是一種防禦反應，根本不需要否定，也不需要逞強。要是一直否定自己的話，就會讓自己維持在「一直非常虛弱的狀態」。

消沉、不安、憂鬱、唉聲嘆氣，這些全都因某些理由而產生的防禦反應。

不需要無視，也不需要逞強，當然更完全不需要否定。但若想著「我真沒用」而持續否定自己，那麼一年下來，你可是會做出好幾百次「無用的自我否定」喔。

人當然無法喜歡上遭受否定的自我，自然也會變得很難相信自己。

如前所述，我認為世界上並沒有「內在脆弱之人」。大家只不過是無法認可自己「現在非常脆弱」，三不五時就要來一下「無用的自我否定」，殘殺相信自己的力量，維持在「現在非常脆弱」的狀態。

兩條主軸，讓你發現真實

你並不是生來內在脆弱之人。而是由於對自然產生的虛弱採取無視、自欺欺人的態度，不斷做著有害無益的自我否定，因此成了一個「內在總是非常脆弱之人」。

因為比他人更努力否定自己而失去了自信，也是很正常的。只要認同自然的脆弱，**明白這是上天為了不要讓我再次發生相同的事而賜予我的力量，內在自然就會變得堅強**。

雖然沒用，卻不斷否定自我，那麼任誰都會變得非常脆弱。但你之所以一直這樣對待自己，只是因為你先前對自己的內在有一些誤解罷了。

為什麼會產生這樣的誤解呢？因為你以為內在只能以「堅強或脆弱」的平衡軸來評估。

如果以這樣的標準來衡量內在，當然會覺得自然發生的消沉和不安等，都是不好的東西。

為了要正確衡量內在，還請加上另一個「自然與不自然」的主軸，重新以兩個軸心來思考自己的內在。

以我先前為一萬多人做心理輔導的經驗來說，認為自己內在非常脆弱的人有項共通點，就是「極為不自然」。

有位男性上班族曾表示，他沒辦法真心對同事升官感到開心，所以覺得自己過於小心眼。

仔細詢問狀況，原來是一直和他平起平坐、既有如敵手一般，也一起努力過來的同期同事要升官了。

他和前輩商量時表示：「我當然也很開心，但就是覺得有些鬱悶。」據說前輩告訴他：「你就當成自己的事開心就好。」

也就是說，他輸給了敵手。由於懊悔、自卑，覺得「為什麼只有他？」而感到鬱悶，這是自然的脆弱。

就算能壓抑這些情緒，裝做有如自己的事般高興，也無法打從心底覺得開心。

越能深刻認真面對自己的懊悔，它便越能給你成長的力量。

想要產生「我也該好好加油」這種自然的堅強，必須先消化完懊悔及

衡量內在的兩個主軸

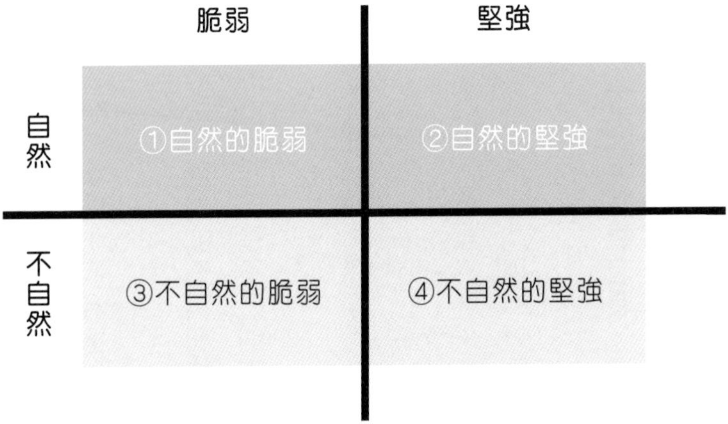

嫉妒這些自然的脆弱。若是假裝沒有這回事，繼續不自然地逞強、裝成非常高興的樣子，這樣的人是不會成長的。

當我這樣告訴對方以後，他也表示：「我當然覺得很懊悔！但我還以為自己不能這樣想呢。」

懊悔不是用來思考，而是用來感受的。我們會將自然湧現的情緒和感覺用語言、思考不自然地美化，正是因為覺得懊悔與嫉妒等脆弱是不好的東西吧。

消沉、不安、焦躁、負面思考、消極……都是一樣的情況，這些都是因為某些緣故才會出現的自然脆弱。

若是用「堅強或脆弱」來評估自己的內在，就很容易把它們用「好壞」來區分，於是否定了「必要之惡」。

沒問題的！一般人只要活著，總是會遇上消沉、不安等必要之惡。只要學習面對這些情緒的方法，就能減少自我否定的次數，也能順利將脆弱轉變為堅強。還請慢慢閱讀這些取得自然堅強的方法。

不要懷疑自然湧現的脆弱，那是一種防禦反應

人類身體的機制，包含司掌情緒及感覺的腦部結構在內，遠在大約十萬年前，也就是自狩獵採集時代起，就未再繼續演化。

你能想像那是什麼樣的生活嗎？別說是都市和國家了，連農耕文化都還沒開始，當時的生活當中有許多危險、未知的東西。

舉例來說，「沒有食物」這種糧食不足的情況應該是家常便飯，人類是獅子這類捕食者的狩獵對象，會遇上各種天災地變，應該也得和其他民族戰鬥。

在歷經這些必須從危險中保護自己的生活後，我們的祖先也在內心培育出畏懼、不安這些「必要之惡」。

請明白**內在的自然脆弱，是為了警告某件事而出現的防禦反應**。

舉個簡單的例子，假設你的眼前出現了一頭野生獅子，這時出現的恐懼感，就是要你「馬上離開此處」的警告。

就算口頭上說著「我才不怕」，湧現的情緒也和理性毫無關係，只是為你「不想待在這裡」的念頭賦予動機。

曾遇過獅子的人，每次只要出門打獵就會想：「若是又遇到了，該如何是好？」並心生不安，這也是自然的脆弱。

所謂的不安，是一種要你為未來可能發生的危險做好準備的防禦反應，也就是提出警告，要你確認安全路線、帶上武器等，做好各種準備工作。

就算有人非常樂天地說著「沒問題、別擔心」，絲毫不做準備，應該還是會覺得提心吊膽、無法安心吧？

也許你會認為：「我可以理解人會害怕野生的獅子，但是害怕他人的目光或感到不安，不是很奇怪嗎？」

一點都不會，這也是自然的脆弱之一。人類是適應團體生活的動物，換句話說，人類並非能單獨生活的堅強動物。

在古代社會中，若是被群體流放或被排除在外，那可是會導致死亡的危險狀態。而這些情況的前提就是被其他人討厭、被輕視、被小看等，若是希望迴避這些風險，在意他人目光當然是很正常的防禦反應。

我在二十八歲左右罹患青光眼。青光眼會讓眼睛可視範圍，也就是視野逐漸縮小，可說是造成失明的首要疾病。

我的右眼幾乎失明，剩下的左眼也只有正中央區域勉為其難能夠看見東西。從那個小小的洞中，看見的是矯正後視力〇．〇八的模糊世界，除了工作和生活變得極為不便，更令人煩惱的其實還是內心的問題。

當時我獨立開業正好三年，之前一直非常努力，當然多少也建立了一些自信，但這樣的我忽然變得非常軟弱，覺得獨自外出好可怕。

我的內心充滿混雜了自卑感和屈辱感渾噩黑暗。許多人告訴我「你並不需要覺得自卑」「這沒什麼好丟臉的」，但無論我多麼想甩開這些念頭，內心還是一片陰暗，無法開朗起來。

現在想想，這是理所當然哪。陰沉黑暗是要警告我某件重要的事，我卻沒有發現。

自卑感是擔心失去工作地位，屈辱感是喪失尊嚴。這些情緒是要提出警告，表示這些危險接近我了。

現代與古代不同，非常安全。就算喪失工作地位或尊嚴，應該也能活下去。但若是看不起自己，想著：「這樣的自己還能做什麼？」然後抱持著苟且生存的心情活下去，那才真的會變成充滿恥辱的一生。

把那些黑暗陰沉的心情翻譯一下是這樣的：**「不能再這樣下去了。得找出即使變成這樣，也只有我能做的事情、值得我誇耀的生存方式。」**

當時的我，絲毫沒有想過自己正在聽取警告。好一陣子後，我才終於讀懂防禦反應的意義並開始行動。

請不要懷疑內心湧現的自然情緒，那是經年累月才累積下來、**為了安全存活而需要的防禦反應**。

無論有多令人不舒服，自然湧現的情緒都是有意義的，而且毫無例外，都是為了保護你而出現的防禦反應。還請謹記這兩項原則。

否定自然的脆弱，會造成不自然的虛弱

消沉、不安、憂鬱、負面思考、消極……不管什麼樣的脆弱都是因某些理由而產生的防禦反應，否定自然的脆弱，就像否定「我想去洗手間」一樣。

當然，並不需要特地在人前展現自己的消沉，多少還是需要忍耐一下；但獨處時若仍否定這些情緒，會發生什麼事情呢？就只是徒增有害無益的自我否定罷了。

掉了錢包而非常消沉，大概就和「大熱天出門就會流汗」一樣，是自然的生理現象。

人無法靠意志讓汗不流出來，消沉這種情緒也無法隨心所欲地消滅。只要好好品味消沉並隨之反省，自然就會恢復。如果老是責備那個感到沮喪的自己，除了增加自我否定的次數，其他什麼也沒有。

舉例來說，有人因為「下星期要做口頭報告而感到非常不安」。不安是警告你要做好準備。這件事本身是自然的脆弱，並不是什麼大問題，正確應對方式則是好好面對不安、做好徹底的準備。

將這樣的習慣累積起來後，就能訓練內在堅強到即使正式上場也不會動搖。但若是將「感到很不安」這種生理現象批評為「我又覺得不安了，實在很沒用」，那麼就算重複再多次，也只是不斷否定自我。

我也曾浪費時間否定自我、霸凌自己的情緒不知多少回，正因為我有這樣的經驗，所以非常清楚這種情況。

我成為視障者後，曾經非常消沉、對將來感到萬分不安，且因自卑及屈辱感而鬱悶不已。

仔細想想，這些都是理所當然的情緒，不需要抗拒，但不知何時開始，我心中想的卻變成「我是個毫無用處的傢伙」。

造成我這樣想的，是身障者手冊上的某個詞彙。紅色的印章蓋在我的大頭照上，寫著「需看護」，彷彿有人告訴我「你是無法自己活下去的脆弱人類」。

實際上我的確有接受照護，而且就算需要，也不是什麼壞事。但對當時的我來說，「脆弱」就和「缺陷」是同義詞，自然湧現的消沉、不安及自卑也都苛責著我。

「所以你就是很沒用啊！」像這樣莫名其妙降低自我評價，還會三不五時想著「你真沒用」來懲罰自己。

生活這樣過下去，就會覺得「我是不是看起來很奇怪」，而越來越在意他人目光。

明明沒有人在看自己，卻覺得好像有人在看。實際上，因為我已經看不到他人的臉，因此也覺得要與人對談非常可怕。

若是當時去精神科看診，應該會被診斷為「社交恐懼症」吧。但這是由於我無法認同自然的脆弱，明明無用卻不斷否定自我的結果。

說得誇張一點，這並不是生病，比較像是受傷。

我不知道你現在是用什麼心情在讀這本書的，**但我能夠斷言，你感受到的消沉、不安和其他脆弱之處，都是有理由才會出現的自然產物。**不是因為你比別人脆弱才會感受到這些情緒，就算你並不明白，也絕對有讓你這樣感受的相應理由，因此不管自己有多不中用，也別拿「我真沒用」來懲罰自己。

即使否定自然的脆弱，也無法以不自然的逞強逃離

若是無視其來有自的自然脆弱，試圖消滅它們或假裝沒這回事，那麼認

為自己「真是沒用」而否定自我的機會就會增加。

即使沒有益處，卻不斷自我否定的話，就會討厭自己、無法相信自己，想要有自信地活下去，自然非常困難。

明明內心萬分不安，卻以遊刃有餘的方式說話；或其實極為消沉，卻硬是擠出笑容；沒有自信，卻虛張聲勢……不管別人認為這樣的逞強有多自然，都不是真正的自信。

自信原本就是屬於內在的東西。**不需要什麼地位、權威這類來自其他人或公司的評價，自然由內心湧現的，便是與生俱來的自信**。

但若是將自然的脆弱掩飾起來、不斷否定自我，便無法由內在培育出即使沒人認可、也能相信自己的「無條件的自信」。

如此一來，就會對那些來自他人或社會簡單易懂的標準，比如學歷、所屬公司、收入、名牌貨、按讚數、朋友數量、粉絲數量等變得非常執著。

但活在他人評價中是非常辛苦的，且由外界獲得的相對自信是非常脆弱的東西。

大家是否曾聽說那些因為屆齡退休而失去地位及頭銜的男性一夕間老了許多的事情？那就是因為失去了相信自己的根據，所以於此同時失去活力，也是理所當然的。

由自己的內在培育自信，代表的是生活不需要因他人評價或環境變化而忙活。無論看起來多有自信，若建立於外界給予的評價之上，那個人的內在就跟「一直非常脆弱」沒兩樣。

話說回來，為何人會否定自然的脆弱呢？理由之一先前已經提到，就是誤以為這些實為防禦反應的必要之惡是「絕對之惡」。

另一個理由，簡單來說就是某種連鎖。這是由於家庭、老師、網路資訊、自我啓發書、社會風潮等，都在告訴那些「將不自然的逞強當成正道的人們」要否定這些自然的脆弱。

不會有人從嬰兒時期就否定自然脆弱，這是由於孩子們的內心並沒有那些會產生不自然情感的話語。讓人有消沉、不安是件「壞事」的概念，是我們被周遭的某個人灌輸的。

許多人挺直了背脊、讓人覺得自己看起來很好，就這樣逞強過日子。但若勉強自己維持不自然，就無法容忍他人的脆弱。就算盡可能不去想「我可是拚命忍耐呢」，還是會下意識否定他人。

自然的脆弱必定有意義。因應其意義改變自己的行動，讓自己「不從脆弱中逃離」，能給予你真正的自信。

請遠離那些否定你自然脆弱的人或資訊。這樣一來，就能減少莫名否定自己的次數，用逞強來掩飾一切的頻率也會減少。

情緒是為了保護你而為行動賦予動機

我一直告訴大家，無論情緒有多令人不愉快，一定具備了某種保護你的意義。重點在於：那代表了什麼意義？

請大家將所謂的負面情緒或感覺想成一種「就是會想如此」，是為特定行動賦予動機的機能。

舉例來說，**畏懼是為「逃走」這項行動賦予動機，不安是為了替「做準備」這項行動賦予動機；焦躁及後悔則是「反省」過去的動機；自卑及懊悔則是要讓你「更加優秀」**。

要開口說出「我不想做那種事」當然是個人自由，但就是會想這麼做、覺得不這麼做不行，這就是所謂的負面情緒，是為了讓你面對危險或未知之事時帶出行動。

我由於視覺障礙而使自己的內在滿是傷痕，精神上幾乎是臥床不起的狀態。雖然還會進行最低限度的生活和工作，但還是無精打采，每天渾渾噩噩地過生活。

而那個夏季的雨天發生了讓我清醒的事：父親撥電話給我，告知我姊姊自殺身亡。

「什麼？」事情太過突然，我根本聽不懂。

我記得曾聽說姊姊生下第二個孩子後被診斷出「產後憂鬱症」。但當時我對於精神障礙實在過於無知，還漫不經心地說了什麼「產後憂鬱？有那種病喔？」畢竟我為了自己的事已經很煩惱，根本沒有閒暇去理會。

聽到消息的當下，我心中五味雜陳，除了悲傷、寂寞以外，也對這種不合理的情況感到憤怒、憤恨，當然還有「我說了那麼過分的話」的罪惡感。但占了最大分量的，還是「我什麼忙都沒能幫上」的無力感。

年紀比我大上許多的姊姊，對我來說就像是第三個父母一樣，如此重要的人突然被奪走了。客觀看來，應該是「因憂鬱症過於痛苦而自殺」，但這種莫名其妙的理由我怎麼可能接受？

「為什麼姊姊最終會選擇死亡？」我真的想明白姊姊死亡的真相。

那時我便將先前累積在內心的東西全部重設，因為我有了相當合適的理由：「要重新過人生。」

憂鬱症究竟是什麼？抗憂鬱藥真的是安全的藥物嗎？精神醫學是正確的嗎？是什麼時候開始的？如何才能治癒呢？

除了在書店購買精神病理學、精神藥理學、精神醫學史、醫療人類學等書籍外，我也為了閱讀論文前往國會圖書館。

用我這看不清東西的眼睛讀書實在非常辛苦，但為了填補我的無力、無知及不足之處，我簡直如字面所說，讓自己埋首書中。

有一天，我忽然發現一件事：「咦？從什麼時候開始，我已經能很平常地出門，根本不在意其他人的目光了？」

那個精神上臥床不起的我去哪裡了？先前我明明覺得閱讀文字何等痛苦，現在腦中卻完全沒有這種念頭。

我不記得自己曾宣告「要學習有關憂鬱症的事」，也沒有建立計畫表或寫出待辦清單，簡直就像我的身體擅自動了起來，自己就這樣做了。

姊姊死去時，我湧現「自己什麼忙也沒幫上」的無力感，那是非常自然的脆弱。

無力感想必是要警告我這件事：「為了避免再次遇到這種事情，必須加強自己的力量。要有更多相關知識才行。」

我所感受到的無力，是為了要應對「憂鬱症」這個我不太明白而未知的危險，因此針對我應該要「學習」賦予動機。

實際上，無力感的警告是正確的。之後我的妻子、父母也都被診斷出罹患憂鬱症，如果當時我無視無力感的警告，試圖假裝不在意，那麼我又會因為這種不明不白的疾病而失去家人，很可能會遭遇相同的慘事。

只要發生了什麼，一定會有情緒波動。正因為那是「重要的事」，心情才會有所動搖。但也絕對不要誤會，**不可以抹去或裝做不在意消沉、不安、焦躁、後悔、負面思考及消極等內在脆弱，也不要否定感受到這些情緒的自己。**

請絕對不要忘記，這是為了不讓你再次遇到相同的事情、為了保護你，因此「為求刷新你的行動而賦予你的動機」。

明白了不足之處，人會試圖補足

想讓自己的內在堅強，並不需要否定自然的脆弱，也不用逞強，完全不用做那些不自然的事。

你需要的是認同對於發生之事所產生的自然情緒，並補償自己的弱點。

所謂補償，是指「試圖補充自己不足之處的行動」，若是不認同自然的脆弱，就無法具備因補償作用而生的堅強。

這是為了填補不足之處、對行動進行修正而賦予動機。這正是自然脆弱負責的工作，改變行動後獲得的結果，就是得到自然的堅強。

這是我自己感受到的事。在眼睛看不清楚後，為了補償不足之處，我很自然地對進入耳朵的資訊較為敏感，觸覺、手及手指的感覺也變得比較敏銳。

補償作用是「試圖補充自己不足之處的行動」，是為了保護自身安全而自然產生的機制。

遇到不如意的事，產生不愉快的情緒是理所當然的。掉了錢包當然會消沉，收入減少也會感到不安，問題在於若否定那些自然的脆弱，就無法踏上修正行動之路。就是這麼簡單。

舉例來說，「在運動比賽中輸了而感到非常不甘心」是自然的脆弱。因此很自然就會連結到增加練習量、改變練習方法等行動修正。

因為有「正視結果」「沒有逃避」這種自負之心，因此能夠相信自己，也就會打從內心湧現真正的自信。這就是自然堅強的真面目。

如果假裝不在意輸掉比賽的悔恨，而說著「因為身體狀況不好」「裁判的評判太奇怪了」等藉口，就算這些都是真的，逃避自然情緒的選手不管在身體或技術上都無法變得更堅強，想當然爾內在也是。

這是由於只要不認同自己感到懊悔，就不會引發試圖填補不足的補償作用，也就不會修正自己的行動。

內在的問題不能只以內在的方式來思考。**內在的問題全都是因為環境變化而生的，而那是能以自己的行動來解決的事。**

在我確信這點後，大概這十年左右，我都將因外在變化而產生的自然脆弱當成「變強的材料」並幫它們加工，不斷為自己的不足之處進行補強。

除了能辦到的事情變多，能相信自己的感覺也增強了。雖然我不具備那種不為任何事動搖的內在，但我明白如何有效活用自然動搖的內心，結果就是確信自己「將來不管發生什麼事情、內心有多麼動搖，都不會有問題」。

話雖如此，我們並不知道環境在何時會發生什麼事情。二〇二〇年春天起，我因疫情感受到強烈的痛苦。

為了防止新冠肺炎病毒擴散，因此禁止學員在研習中對話，但我並不擅長自己單方面說話，與其自己在講臺上演講，我比較傾向於讓學員也參與其中，可以玩遊戲，聽講者之間的氣氛也變得比較熱烈。我擅長大家一起沉浸其中享受的研習活動。

但由於環境變化，我不得不打消這種做法。同時我的眼睛看不清楚，因此沒聽到學員的聲音，我就不知道他們的反應。

自從有了「禁止說話」這條規定，就連以前讓我覺得非常開心的研習工作都變得相當痛苦。

也許有人會說「那是因為新冠肺炎的關係，你毋須在意」，但我無法扭曲自己的感受。

「為了讓我的演講能對聽講者有所幫助，還是從根本改變我的課程架構吧。」如此下定決心後，我就不再覺得痛苦了。這份痛苦果然也是為了給我一個動機，讓我能修正自己的行動。

這個時候，我若是想著「新冠肺炎嘛，這也是沒辦法的」而試圖裝做不在意，事情又將如何呢？痛苦並不會消失，而且也無法改善我在工作上的表現。

想讓內在堅強，並不需要說任何壞話。理解因環境變化而產生的自然脆弱，並為了補償自己的弱點而行動；如果做不到，那正是因為否定了自然的脆弱。

請老實認同自己所感受到的事、認同自然的脆弱。這樣一來，就不會遲疑該採取什麼行動，很自然就能了解自己應該前進的方向。

與內在痛苦同步，可做為強化養分

若是否定自然的脆弱，就算毫無益處，也會不斷否定自我，導致自己的內在更加脆化。若為了隱藏這點而逞強，生活上就會受到他人或社會評價擺布。

抱著不自然的內在活著是非常痛苦的。只要認同自然的脆弱，進一步為了補償而修正自己的行動，無論結果如何，都會變得更能相信自己。

請勿踏入不自然的區域，只要往來於自然的區域之間，內在自然不會變得脆弱。

但是，要認同自然的脆弱並不是件容易的事。就像受傷的肌肉透過超補償（受傷肌肉恢復到超越原本能力的現象）來成長也需要營養，將自然的脆弱轉變為堅強之際，需要的營養**就是獲得他人的同理**。

消沉、不安、自卑等，雖然都是有理由才出現的情緒，但要面對它們還是非常艱辛。不想面對痛苦的事情，也不想面對感受到這些事情的自己，是非常自然的反應。

這種時候，如果有人抱持相同的問題意識，並能理解自己之所以有這樣感受的理由，就算非常痛苦，我們也能面對脆弱。

並不需要所有人都理解，**只要有一位理解之人，就能湧現面對脆弱的勇氣**。

以我來說，因視覺障礙而產生的自卑感及屈辱感，是為了讓我恢復自己在社會上的立足之地與身為人類的尊嚴而出現的傷口。

雖然隱約察覺到這件事，我卻沒有起身行動。雖然裡頭還有其他大問題在，但最主要的還是沒有能同理我內心痛楚的人吧。

之後我遇到了一位我稱之為老師的人，才讓人生有了重大轉變。

那時我正一邊調查姊姊死去的真相，一邊摸索著讓自己的精神重新站起來的方法。

我也有著「絕對得要振作才行！」的堅決念頭，卻有人為我點出這是非常不自然的逞強。

「沒問題的，你已經開始振作起來了，稍微放鬆一點也沒關係呀。」有人如此溫柔地接納我，令我感到無比舒適。

「有人願意相信自己」這件事會讓人感到非常放心，但這不是所有人都能辦到的，只有能將自然脆弱轉化為自然堅強的人才能辦到。

如果認同了自然脆弱，就會為了填補「不足之處」產生補償作用。即使遇到不合理或者荒謬的事情也不推託，而將其解釋為「這是為了提高自身能力」的人，不管在能力或精神上都會有所成長、逐漸變強。

能得到的不只有堅強，自然的堅強會伴隨溫柔一起出現。

雖說是溫柔，但這並不是為了不讓他人討厭自己，也不是希望獲得回報。那些都只是為了保護自己而出現的保護機制。我說的**是真心同理他人情緒的溫柔**。

達到自然堅強的人，就是能認同自然脆弱之人。

若是否定脆弱、即使無用也不斷否定自我、拚命逞強的人，是無法達到自然堅強等級的。因為無法認同自己的脆弱，所以也無法認同他人的脆弱。

但是已跨越自然脆弱的人就不一樣了。他們理解數度面對消沉、不安、焦躁等懦弱的自己，以及想逃走的心情。**正因如此，他們能真正對他人的痛苦產生同理**。

我認為心理諮商師原本就該是這樣的工作。不是要人打消自然的脆弱，也不是否定這些事，當然也不是教人逞強或單純聽人抱怨。

陪伴對方認同自然的脆弱、以行動將其轉換為堅強，心理諮商師就是這樣的角色——至少我是這樣定義自己的工作。

當時我還沒有考慮過要從事心理諮商師這項工作，把這當成自己的職業，是一種結果。

雖然我是隨時都有可能失明之人，但我已經有自信，就算真的失明了，也能貫徹「只有那樣的我才辦得到、非常自豪的生存方式」。

以四象限掌握內在變化不心慌

先前的你，只以「強／弱」的主軸來看待自己的內在，但如此一來，就會混入「好／不好」的觀感在內，因此很容易否定其實是必要之惡的自然脆弱。

即使毫無用處，還是會不斷否定自我，有時還會試圖以逞強來度過那一關。你的內在早已經傷痕累累，「一直非常脆弱」也是無可奈何。

請安心。從今天開始，你就可以將「自然／不自然」這條主軸加進來，以這樣的觀點來掌握內在。

只要明白現在位於哪個象限，就算忽然發現自己處在不自然的位置，也能主動脫離該處。

為了讓大家容易理解，我先前一直用「具備不自然脆弱之人」「擁有自然堅強之人」這樣的概念來說明，好像真的有這種人一樣。但其實大多數人都是在「強／弱」「自然／不自然」劃分出的四個象限徘徊。

如前所述，不管身體多麼強健的人也是會感冒的，但大家不會因此就說他是身體虛弱之人，那只不過是「現在身體的狀態變得有點弱」罷了。

相同的，內在、內心的狀態也經常在變化。你是否曾有剛剛心情還很好，卻因為某人的一句話就煩躁不已的經驗呢？只要環境產生變化，內在的狀態也會隨之改變，**重要的是正確掌握精神狀態**。

問題是，先前並沒有妥善表達「變為何種脆弱」的話語。只需要在「強／弱」的軸線上另外加上「自然／不自然」這條軸線，以四個象限來思考，就能表達出「何種」。

複習一下前面說的東西，接下來確認這四個象限的狀態。

〈第一象限〉自然脆弱

因為輸了比賽而感到悔恨，想到之後的事就很在意、不安，或因工作上發生失誤而焦躁，這些都是非常正常的。就像感冒會發燒、跌倒擦傷膝蓋會流血一樣，是防禦反應。

這與疼痛的強弱無關，這種狀態可視為相當普遍的情況。

〈第二象限〉自然而健康

一旦認同了「自然脆弱」，就會想以行動來補償不足之處。只要能在補償作用下執行想做的行動，就能相信並未逃避的自己。

對環境變化有適當反應時，其實不能說是變堅強，而是「自然而健康」的狀態。

〈第三象限〉不自然脆弱

無視自然的脆弱、試圖掩蓋。這樣不但無法發生補償作用，還會因為認為處於「自然脆弱」的自己很沒用，以致雖然毫無幫助，卻還是一而再、再而三地否定自己。如果一直維持在這種狀態，精神上便會動彈不得。

〈第四象限〉不自然逞強

無論多脆弱，還是得在社會上生

精神狀態的四個象限

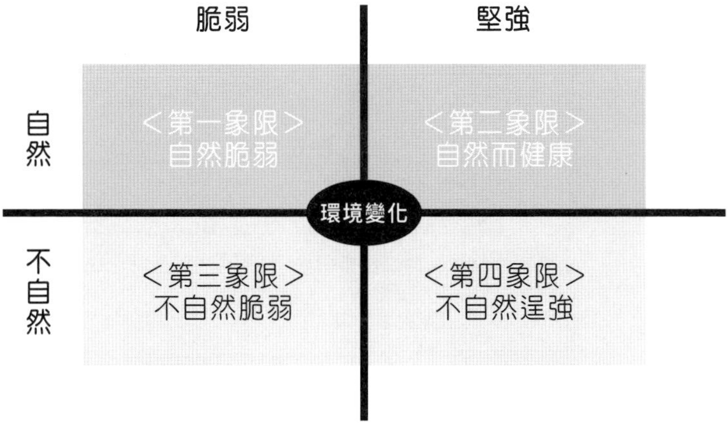

活下去。明明非常脆弱，卻維持在這種狀態之下，一旦沒有他人或社會的評價時，就無法認同自己。會因為他人話語而受傷、受到按讚次數的擺布，變成更加脆弱的體質。

就像肌肉健壯的人也會感冒，不管什麼樣的人，都可能會發生「內在變得有些脆弱」的情況。

又好像工作了一整天當然會感到疲累一樣，一般來說，只要活著，「自然變得有點脆弱」根本就是家常便飯，**關鍵就在於「環境的變化」**。

圍繞我們的環境時時刻刻都在變化：擔憂下週要向大家做口頭報告、和朋友吵架而心裡不太舒服——這些日常生活中經常發生的變化，應該也都會造成「自然的脆弱」。

不要推卸到其他事情上，而是轉為以行動來彌補自己的不足，就能馬上回到「自然而健康的狀態」。

有時也會發生結婚、離婚、失業、升官等較不尋常的變化。不管發生的事情本身是好是壞，為了適當因應這些事件，內在的狀態一定會有所動搖。

若是無法立即面對這些事，感到消沉、不安、陷入負面思考，卻無視這些自然的脆弱，那麼就會越來越不自然，以逞強的狀態度過。

如若放任自己以不自然的狀態度日，之後就會更容易因為小事而讓內在動搖不已。因為別人的一句話就受了傷、因為沒有收到訊息回覆而心慌、一點小變化就大為震撼……這就是「一直非常脆弱的狀態」。

請放心。**只要否定自我的次數減少，就能恢復那種可以相信自己的感覺。習慣性將自己的脆弱轉化為堅強後，就會催生「不管發生什麼事都沒問題」的安心感**。

只要能以四個象限來掌握內在狀態，雖然無法讓內在毫不動搖，卻能打造出一個遇到大部分狀況都可以瞬間恢復「自然而健康」的內在。

想責怪他人時，其實是自己能力不足

內在這種東西原本是眼所不能見、也無法以數字來計算的。不過只要使用這個內在矩陣，即使是看不見的東西也能精準掌握，彷彿就在眼前。

只要能冷靜、客觀地觀察自己的內在狀態，那麼不管發生什麼事，都能在感受到最小程度的疼痛後，恢復為自然而健康的狀態。

但要回復到這個狀態，路上會出現一個非常大的障礙，那就是「**他責之壁**」。

只要環境有所改變，就可能產生對自己來說不太方便或造成損失的事，因此內在會開始動搖，警告你需要改變行動來因應環境。

如果認為這是他人的責任，也就是推卸到其他人身上，就不會注意到改變行動的必要性，也就會一直受到環境變化的擺布。

這樣的我，過去也曾有過「總之先怪到別人身上」的時期。懷抱著眼疾、姊姊的死亡以及接下來該如何活下去的大問題，當時的我還無法好好面對自己的脆弱，會為了所有事情生氣。

有一天我去市公所時，曾為了小事而怒斥那裡的職員。

由於要填寫的文件格子都很小，而且還是用淺綠色印的，非常不容易看清楚。這其實不是什麼值得大吼大叫的事情，只要平心靜氣地說「我的眼睛看不清楚，請幫我填寫」就好了，但我卻非常情緒化認為：「根本就是在整我！」

當然，並沒有人真的這麼做。蔑視眼睛看不清楚的我、感到萬分自卑的都是我自己。

我真的非常懊悔。這又不是我的錯，但為何我要覺得自己萬分悲慘呢？這到底是誰造成的，又是為了什麼呢？

現在我當然非常清楚，由於身體障礙而使我有自卑感、屈辱感、覺得自己非常悲慘的，都是我的內在，並不是有誰「讓我如此認為」，但內心卻湧現此乃他人責任的衝動，都是由於我不願意正視自己那些自然的脆弱。

不管發生什麼事，內在都會有所動搖。契機可能是因為他人或環境問題，又或者是某件事實。但讓你「有如此感受」的卻是自己的內在。

將內心的不平靜歸咎於其他人或環境頭上，不方便或損失也不會因此消失。但若問那是自己造成的嗎？倒也並非如此。雖然發生了不便或損失，但也不必認為真的有什麼壞人或犯人。

請好好回想前面的內容，我說過，自然的脆弱是要告訴你「快補上不足之處」，也就是說，這不過是在警告你能力或知識不足，完全沒說這樣「不好」。

但當時的我卻試著尋找造成這種情況的兇手，正是因為我否定自己「正處在非常脆弱的狀態」。

無論我的內在有多穩定、多健康，眼睛看不清楚這件事並不會改變，我到現在還是會覺得不方便、受到損失。

但現在我已經非常明白，這不是誰的錯；當然也不是我自己的錯。除了物理上不可能辦到的事情以外，我為了不讓自己拿視障當藉口，努力將注意力放在為了彌補單純的能力不足而下的準備及功夫。

怪罪他人或環境就是「他責」，但以「是我不好」之類的自責做為逃避也是不行的。

如果撞上他責之壁，就會因為不需要生氣的小事情造成內心動搖。

「是他人或環境讓我這麼想」這種事情是非常虛無縹緲的。請將感受到這一點當成作業，把「不好」全部改成「能力不足」。如此一來，應該就能認同自然的脆弱，並轉換為堅強。

第二章

認同脆弱是自然的人性

因自然脆弱而煩惱，正是認真生活的證明

若是發生了討厭的事、事情進行得不順利，或遇到莫名其妙的事，任誰都會覺得非常消沉。若是有非常重要的事要辦，那麼湧現「不知道能不能順利」的不安也是非常自然的。

看到負面狀況而產生否定情緒也沒關係，消極地度過一些逃避現實的時光也不奇怪，為何你要否定這樣自然的脆弱呢？

不管是消沉、不安或是唉聲嘆氣的樣子，都沒有必要讓別人看見。但若是連獨自一人時都試圖掩飾這些情緒，那又會如何呢？

你是否覺得自然的脆弱是非常丟臉的事情？正因為你否定那些有意義的情緒，才會讓內在無法堅強。

有位三十多歲的女性告訴我：「知道工作不會續約後，我非常消沉。」她感到很困擾，問我：「我知道應該要趕快找到下一份工作，但總是提不起勁來，該怎麼樣才能打起精神呢？」

我問她：「妳是什麼時候知道這件事的呢？」

她告訴我：「昨天。」

我這樣回應她：「昨天？那會消沉是理所當然的啊。妳就再消沉個一、兩天看看吧！」

人類的內在，原先就被打造成面對不利的狀況或不合理的現實時，心情就會感到鬱悶。會想封閉在自己的世界當中，是因為想在不受任何人打擾的環境裡靜靜掌握現況。

在我告知她「好好消沉」後，她笑著回答我：「第一次有人這麼跟我說呢。」之後我也聽說她「大概是有好好地消沉，第二天早上我就活力十足的出門去找工作了」。

消沉的行為受到肯定後，不知為何反而打起精神；不安受到認同後，會莫名湧現一股安心感。人的內在就是會發生這種邏輯無法解釋的怪奇現象。但這絕對沒有什麼好懷疑的，**不管是消沉、不安或各種內在脆弱都有其意義，它們的意義正是為了保護你。**

出現任何感受，必然有其相應的理由

發現有原因的消沉、不安、唉聲嘆氣、負面思考、消極等情緒時，最重要的就是認同「這是自然脆弱的狀態」。那麼，**應該怎麼思考，才能老實認同「自然脆弱」呢？**

首先，**要讓自己理解「出現任何感受，必然有其相應的理由」**。舉幾個極端一點的例子，若是失業、家人過世等，理所當然會嚴重消沉。

如果是任何人聽來都覺得客觀合理的原因也就罷了，但有時並非那樣的情況。舉例來說，就算只有兩到三分鐘，卻還是會因為「對方已讀不回」而湧現不安的心情。

客觀看來可能會覺得這太誇張了些，或有人會表示「不懂為何會有那種感受」，像這種難以處理的脆弱又該如何是好呢？

就算是感受到「連這麼點小事都消沉」，也請不要懷疑「會出現這種感受，必然有其相應的理由」這件事。

舉例來說，我和朋友約下午一點見面，要是我沒能在十二點半就到達約定地點，就會有些焦慮。

如果沒能提早三十分鐘到，我就會覺得非常煩躁；如果由於電車延遲等因素造成我在約定時間前五分鐘才能抵達，我就會愈發焦躁。

其實時間上是來得及的，根本不需要焦躁；而且跟朋友相約，就算稍微遲到一下下也沒什麼關係，但我就是會覺得很煩。

你很可能會想：「為了這種事就煩躁也太蠢了。」但我仍是深信不疑，這一定有相應的理由。

以我來說，自己原先就是絕對遵守約定時間之人，再加上我是個視障者，因此很可能來不及趕上電車，或不小心搭上對向列車，或因看不清楚而迷路等，這些我都經歷過數次。

為了在即使發生預料之外的事件時也不會遲到，如果能在時間充裕的情況下抵達，我就會萬分安心；若是匆忙趕到，我就會覺得非常不安。這是因為價值觀及經驗等各種理由結合在一起，才讓我有這樣的感受。

「出現任何感受，必然有其相應的理由」並不一定是客觀上所有人看來都能明白的事，但請千萬不要放棄理解，應該核對價值觀及經驗等，明白「讓我如此感受」的意義。

就算醫師或心理諮商師無法理解，或連你自己也沒有察覺，你的情緒本身依然明白那個理由。

認同會產生自然脆弱才是正常人

我的妻子在二〇一一年三月十一日，也就是發生東日本大地震那天被精神科醫師診斷出罹患憂鬱症，之後只能離職兩年。

直接原因是過勞，其實幾個月前就已經有徵兆了。她就算回到家，也總是非常消沉的樣子，根本沒好好吃飯，但是飲酒量卻增加了。

我問了好幾次：「妳真的沒事嗎？」

妻子卻只回答我：「沒問題。」

最後因為不安到連電車都無法搭乘，只能下定決心讓她離職。

很久以後，我才問出背後果然是有原因的：不安到無法去公司，讓她「發生這種事情的相應理由」。

當時妻子隸屬的部門有某個不合理的案子，任誰來做都不會順利。雖然被部門交付那樣的任務，但認真又溫婉的妻子根本無法拒絕，也無法把事情丟給別人。她應該是不斷忍受著負面心情，一邊試著隱瞞努力吧。

這讓我數度感到非常後悔：在那之前明明就已經出現了消沉、不安、食欲不振、失眠等各種徵兆為什麼我沒能更早發現這些有意義的警告呢？

就算和我的妻子陷入相同狀況，有些人可以敞開胸懷想：「畢竟是不合理的工作，做不來就算了。」但也有人無法轉換想法。

明明周圍的人都很努力，明明大家都不這麼認為，但不論是「為了這些小事」而感到難為情也好，或是再怎麼想理解卻還是無法接納的情感也好，當事人的內在必然有「之所以如此感受的相應理由」。

不需要與他人相較，也不必推測這在常態下正確與否，而是要看當事者感受到什麼。只有那是真實的。

先前我也為許多人做過心理諮商，好好聽他們敘述過後，所有人都有這種感受的相應理由。

消沉、不安、負面思考、消極……就算客觀看來難以理解，只要好好聽當事者的說明，就會發現一定有理由。

那完全不是什麼異常的狀況，都是非常正常的反應，讓人覺得「噢，果然是人呢」。

無論是如何難以理解的情緒，也請相信這種感受必然有相應的理由。就算找不到明確的理由，也請想著「雖然搞不懂，但一定有什麼原因」，不要懷疑理由的存在。

如此一來，就能認同這是非常人性化的普通反應，也就能為逐步打造自然的堅強做好準備。

在意他人目光，也是自然的弱點之一

不少人會萬分在意「別人是怎樣看我的」，一般的建議多半是「就算被別人討厭了又不會死，沒關係的」等否定「在意之事」的說法對吧？

但那是錯誤的。**他人的目光是會讓人感受到死亡恐怖的危險之物，會在意也是理所當然**。

人類是無法獨自存活、非常脆弱的動物。我們是適應與夥伴合作、共同生活的動物，如果遭到群體流放，便無異於被宣告死亡。

當然，在現代社會裡，不管多惹人厭也不會死去，但會因此感到畏懼，這是由於我們的內在結構自原始時代起就未曾改變。

也就是說，你因為在意他人目光而不希望被討厭，是非常自然的事。

以我來說，自從成為視障者，就一直非常在意他人目光。由於自己乍看之下很像是普通人，因此我也非常不想將自己眼睛其實不方便這種事說出口。

但有時就是會遇到一些奇怪的困擾。比如在商店裡申請會員，可能要寫下姓名和地址，但我的眼睛非常難以辨識文字及數字，因此必須將眼睛靠近到大概兩公分左右尋找書寫欄位，還可能把字寫到格子外，總之就是會做出一些不太尋常的事。

我從以前就覺得這種時候「大家是不是覺得我很奇怪」。當然，我現在還是會覺得有些尷尬，但與從前不同，我已經不在意他人目光了，這是由於我明白了「在意他人目光」是非常自然的反應。

你會在意他人的目光，不一定有什麼特別理由對吧？就算不知道明確的理由，卻也不是毫無意義地在意他人的目光，最重要的就是在了解意義後改變行動。至少你會在意他人目光這件事情本身，是很自然的反應。

如果一直想著「不能在意」「根本不需要多心」來否定自然脆弱，就會開始懲罰在意他人目光的自己。我希望大家能發現，這樣反而會讓你更在意他人目光。

會在意他人目光也是社會性的表徵，絕對不是需要否定的事，請不要掩蓋這件事情、試圖逞強。

至於改變，就先從用語言表達「我覺得被討厭很可怕」這樣明確的認知開始吧。

你的目的是希望變得討人喜愛？

「我害怕被人討厭」「要是別人覺得我很奇怪怎麼辦」「我好在意人家

是怎麼看我的」——這類在意他人目光的心理狀態絲毫不奇怪，這是因為我們的內在，早在「與他人的關係能夠決定生死」的時代就已經打造完成。

就算有程度上的差異，也絕對沒有人是毫不在意他人目光的，否則大家就不會化妝、挑衣服，也不會在意所謂流行，或做一些讓自己看上去更好的努力。

大家都是一邊在意他人目光，一邊與自然脆弱共存的。

那麼，**應該如何與這種普遍的「在意他人目光之習慣」相處呢**？**首先是不可以把「過於努力受人喜愛」當成目標**。

別人是如何看待你的？那再怎麼說都是結果罷了。如果只想著希望受到別人的喜愛，就很容易受到「別人是怎麼看我的」擺布。

這樣一來就本末倒置了，會變得無論如何都非常在意他人目光，培養出不自然的內在。

在意他人目光這種感覺，是由於自己的懷疑而產生的警告：或許我被討厭了、也許我並不重要、說不定對方可能不需要我……

就算無視、抹消、裝作不在意，這些念頭還是會緊抓著你不放。**要讓它們消失殆盡的方法只有一個，就是以自己擅長的事情幫助他人。這樣一來，就能讓自己受人喜愛，也能被委託做重要的事、讓對方需要自己。也就是說，只能透過改變行動來打消這些懷疑。**

自從我的眼睛變得不方便後，有很多年我一直都害怕被人討厭，因此拚了命地做些討好的行為。

由於眼睛能獲得的資訊相當少，因此和別人相比，我的工作速度必然慢上許多。我認為如此一來，我應該要做比別人多好幾倍的準備、拚命用腦，才能補償這個缺點。

但有一次我忽然發現了，不管我有多努力，都不可能像平常人一樣。我不再試圖掩飾「眼睛看不清楚」這個與他人相異之處，而是試圖找出能要利用這點的生存方式。

據說視力衰退後，聽覺就會變敏銳。以我來說，除了雙耳聽覺變敏銳以外，還發展出能將內在等概念性事物化為可視之物的能力。

活用這種能力，我開始做起心理諮商師、研習講師等工作，也就是用我擅長的事幫助某人，結果做了重要的事、有人需要我後，我就不再煩惱「在意他人目光」這個不自然的脆弱了。

如果將不被討厭、受人喜愛當成目的，不斷掩飾自己的缺點，那麼我到現在應該仍是沒有別人的評價就無法相信自己、以非常不自然的內在狀態活著吧。

在意他人的目光一點也不奇怪。會這樣絕對沒有問題，是很自然的脆弱，不需要振作自己，也不需要抹消這種情緒，更不需要勉強自己討人喜愛。

只要用你做得到的事幫助他人，從結果來說，以受人喜愛的方式生活下去，就不會再煩惱於受他人目光擺布了。

認同自然不安，「不安妖怪」就會消失

有不少人想知道「消除不安的方法」。

我當然能明白大家的心情，我也曾對人際關係、外出、將來……對任何事情都感到不安，結果讓自己動彈不得。

但這些都是有原因才會產生的情緒，請不要把它們當成敵人而躲得遠遠的，應該要和樂融融地運用它們才是。只要把不安想成是一種導航，就能很容易明白了。

導航這種東西，只要先設定好目的地，它就會自動規畫出指引你前往的路線。就算走錯了路，導航也會修正並重新引導你前進。

這種時候，導航會警告你：「依此路線無法抵達目的地。」**不安也是這**

樣，是喊著「請修正行動」的警告。

若是無視不安的警告，一味忍耐度日，那就跟用棉被把鬧鐘蓋起來、裝做沒聽見是一樣的。

否定理所當然的不安，讓不安愈形擴大，我稱這種情況為「不安妖怪」。以我目前為止的經驗來說，「因不安而煩惱」者的不安，有九成都是這種不安妖怪。

有一次，我負責為某位拳擊選手進行諮商。

一開始的要求是「希望能消除不安」。對方原本就是一位身體及技術方面都非常強悍的選手，但由於在一次不可能會輸的比賽中落敗，而開始覺得不安甚至動彈不得，於是接連慘敗。

對方不僅調查「如何才能消除不安？」還嘗試了各種方法，像是接受職棒選手在停滯期時相同的治療、請人給自己「不再不安的暗示」等，但不管做了什麼，都無法抹消比賽前的不安。

「只要無法抹消不安，就覺得無法勝利。真的不知道該如何是好。」

——這可以說是典型的不安妖怪案例。

我第一次與對方見面時，問他：「您知道不安為何會越來越嚴重嗎？」他脫口而出：「是因為我的內在過於脆弱嗎？」

當然不是。是因為一直否定自然的不安、一直逞強的關係，不安才會越來越擴大。

請冷靜思考一下。因為「說不定又會輸」而感到不安，是很奇怪的事嗎？**如果那是非常重要的比賽，那麼感到不安也是理所當然的吧？甚至可以說「不安才是正確的」**。

選擇只有兩個。是要逃走？還是要戰鬥？也就是乾脆地放棄比賽，讓落敗而背叛期待的風險直接化為零，或是以勝利來回應周遭的期待。

這種情況下，最重要的是**明確做出決定要用哪種方式來迴避危險。不安的情緒就是為了讓你做出決定而給你的動機**。

他並沒有否定不安的自覺。據說是因為教練告訴他：「會感到不安，就是因為你的內在太脆弱了！」

他會否定不安、非常不自然地逞強，是因為周遭的人強迫他維持不自然的堅強。

和我談過後，他才發現「不安根本是自己的好夥伴」。在比賽前一星期，他告訴我：「我當然還是會不安、害怕輸掉比賽，但我現在不會對自己『感到不安』這件事不安了。」

增加練習量、思考新的技巧、分析對方的戰鬥方式等，不管如何修正行動，也不可能讓不安化為烏有；也就是說，沒有辦法確保自己絕對會勝利。

無論做了多少準備，都會殘留一些自然的脆弱。這不管在運動方面、工作方面或人際關係都是一樣的。

即使如此，還是應該依循不安的情緒，盡人事聽天命。如此一來就會有「該做的事情我都做了」的自信，也就能湧現相信自己的感覺，這就是自然的堅強。

若問起他的比賽結果，雖然也與裁判決定有關，但據說是久未嘗到的勝利滋味。

不安不是壞事也不是敵人，它是夥伴，是為了讓你安全活下去而引導你前進的導航系統。

會變得不安並非因為你的內在脆弱，而是證明你在危機管理方面非常優秀、具備很棒的內在。為了活用這樣的安全機制活下去，還請先留意「感到不安」這件事。

不安時不能做的事——過度思考

對接下來要發生的事感到「能否順利進行」及不安，是非常自然的。

如果無視、抹消、裝做不在意、否定這些情緒，不安就會愈發擴大。為了避免自己催生出「不安妖怪」，最好趁早做出正確對應。

不安時最不能做的，就是過度思考，也就是想太多。

預想最糟糕的情況、過濾懷疑的材料，思考一些可能性當然是必要的，會出錯的是接下去的步驟。

只在腦中思考能讓自己放心的東西，或想著「真的沒問題嗎？」像是想讓不安變成放心似地反覆思考的結果，反而會讓不安逐漸擴大。

舉例來說，在新冠肺炎流行開始顯著，尤其是知名藝人志村健亡故以後，由於這位大家從小就認識、感覺非常親近的人過世了，於是感到不安的人數遽增。

「危險已經來到身邊」這個警告當然會提高不安感，問題是能做的事情不多，使得思考時間變長。應該有許多人隨著進入眼耳的電視和網路新聞等資訊增加，而延長了讓思緒在腦中徘徊的時間，如此一來，不安會變大也可說是理所當然。

不安是一種警告，告訴你：「請為危險的事物做好準備」。

還請回頭思考一下狩獵採集時代。舉例來說，有人發現「今年的冬天好像比去年冷」，並因此感到不安，心想：「能平安度過冬季嗎？是不是需要更多毛皮？應該增加存糧嗎？」刻意把負面的、可能的懷疑事項都過濾一下。

問題是在那之後，能夠將不安轉為行動嗎？或只是空想著這些事呢？

正確的方式當然是前者：改變自己的行動。如果淡然想著「維持現況沒問題嗎」，那麼不管想得再多，狀況也不會改變；深刻思考過後，也沒有任何理由能讓不安化為烏有。

明明是修正行動的警告，卻沒有行動、只是思考，這種狀態就叫做「煩惱」。

有颱風接近就會不安。既然如此，應該會想著要關上窗戶、確認存糧等，把這些事都想過一遍後，就會改變自己的行動。

下星期要向大家報告，因為不知能否順利而感到不安。既然如此，就應該多讀幾次資料、練習口語簡報等，將思緒化為行動。

使用手、腳、指頭等部位物理性地挪動身體才是要點。由於我本身還是有容易不安的傾向，因此也非常留意這個問題。

雖然打算思考最簡單的事就好，卻很容易進入想太多的煩惱境界。發現這點後，就實際動一動、找出能應對的事。

請認同自然的不安，過濾出擔心的材料後轉為行動。只要留心這一點，就能讓不安停留在最小的程度。

維持不安就好，同時採取行動

如果有擔憂或重要的事情，會產生「不知道能否順利」的不安心情，絕對是非常自然的反應。

話雖如此，不安還是令人不舒服，所以不少人希望能夠消除它。

但是，**我希望大家能發現，為了排除不安而振作自己，這件事本身就會強化不安**。

有位女性告訴我：「我之後要接受全身麻醉手術，不知道是否真的沒問題，覺得很不安。」這確實是即使不安也不奇怪的理由。

但是她又接著告訴我：「我和丈夫、醫師、護理師都談過了。但不管和誰說這件事情，他們都說我不必感到害怕。」

除了手術，沒有人能理解她的不安也讓她不安。

如果想要將自然的不安化為烏有而拚命振作，就會發生這種「疊加的不安」。

「會感到不安也是沒辦法的。如果我跟妳站在一樣的立場，雖然不至於像妳這麼嚴重，但一定會覺得有些擔心。」我予以那份自然的不安肯定。

於是她的口氣變得比較冷靜，告訴我：「對嘛，我可以不安沒錯吧？不過這種感覺應該要如何是好呢？」

「沒關係的，不用特別做什麼，畢竟要動手術的是醫師啊！妳就保持不安的心情睡著就好了。」我這麼說以後，她的聲音聽起來更沉穩了。也就是說，她反倒因為不安受到肯定而變得輕鬆了起來。

之後她告訴我的話也令我印象深刻：「說得也是呢，我總以為應該要打消自己的不安才是。」

所謂不安，是為了將來可能發生的事情準備而產生的情緒，因此要盡可能做好所有迴避危險的準備。

但這畢竟有個極限。實際上不管做了多少準備，還是不可能確保絕對安全。舉例來說，不管是動手術、上臺報告，或是老後的事都一樣，必定會留下些許不安。

因為深信「得讓不安化為烏有才行」，因此實在無法平心靜氣地過日子；為了要抹消這種感覺而試圖振作，又會增加不安的因素，**這種「不安的疊加」才是問題所在。**

事實上，我如果要去很大的會場演講，也會從幾天前就開始感到不安，前一晚甚至還會睡不好。

但是我不認為這很奇怪。**我做好了所有準備，剩下的些許不安就和遠足前的興奮之情差不多，只不過是要挑戰未知事物時的感覺罷了。**

想抹消不安，只會讓它更加擴大。留下些許不安是很自然的，並不需要抹消一切，直接去行動就好了。

因為某個理由而感到不安其實是健康的證據，不需要想辦法抹消它，也不必拚命振作。

只需要盡可能做好準備——就算感到不安，該做的事情還是要做。只要認同它、不要自己徒增更多不安，就不會因為這些無用的擔憂浪費時間和勞力。

適度的精神疼痛就像肌肉痠痛，伴隨而來的是成長

不管什麼理由，消沉和不安還是令人厭惡，也因為這會讓人感受到精神上的疼痛，或許有些人覺得還是避過它們比較好。

但這其實像是在說「雖然想增加肌肉量，但最好都不要肌肉痠痛」。如果無法認可自然的脆弱、接受它引發的疼痛，就無法培育出具備自然堅強的精神肌肉。

舉例來說，工作上犯了錯而遭到上司斥責並因此消沉是自然的脆弱。**要定睛看清無能的自己，應該是非常痛苦的事。但正因為痛苦，才會產生加強自己不足的能力與改善的念頭。**

為了裝做不在意精神上的疼痛而說上司或公司的壞話，結果忘了自己犯

錯的事，就不會為了加強自己的不足而成長。

先前已經提過，人類的身體是透過許多補償作用形成的。肌肉痠痛與超補償的關係就是範例之一。進行激烈運動而傷及肌肉纖維，表示肌肉無法承受該負荷。

如果肌肉會說話，想必會這麼說：「要做這麼辛苦的運動，得再多增加一些肌肉啦。」

針對環境發生的變化，會產生試圖填補不足之處的補償作用，只要充分休息以及攝取足夠營養，過了幾天，待肌肉的纖維修復之後，會變得稍粗一些，這就是超補償。請記得**內在也會有這樣的補償作用**。

你的內在很脆弱、無法承受環境變化的負荷，是因為你一直無視消沉、不安等自然的脆弱，也就是精神的疼痛，導致精神肌肉量不足。

認可那些疼痛，就代表對「不足的事物」有所認知。如果能感受到自己能力不足的危險，進而引發某些行動，必能為了補充不足之處而有所成長。

如此一來，就算是發生了相同的事情，應該也不會像從前那麼痛苦才是，也能面對巨大的環境變化、不合理或荒謬的事情——這就是獲得自然堅強的唯一方法。

由於我確信之後自己能變得更加堅強，因此並不討厭感受自然的脆弱、精神的疼痛。

舉例來說，我負責的研習課程得到幾個不是很好的批評，要去讀那些負評真的很痛苦，要承認它們更加痛苦，我也曾忍不住責怪聽課者「真的有好好聽課嗎？」也就是撞上了他責之壁。

純粹地消沉是非常需要勇氣的。但就算非常花時間，只要能認清其實是自己能力不足，就會開始思考：「有沒有辦法用更簡單的方式表達呢？」

不逃避精神上的痛苦。不要責怪到他人身上、補償自己不足的能力，這些都能強化自己的內心。

重複執行這些事情，疼痛感不但會變得比較輕微，也會去挑戰先前覺得能力不足而裹足不前的大工作。最重要的，是不再害怕精神上受傷。

你先前總認為應該要正向思考、要積極，因此用不自然的逞強遮掩了自然的脆弱。

發生討厭的事情確實會讓人感受到消沉及不安，要面對那樣的自己有時確實非常痛苦，但那就和肌肉痠痛是一樣的，不斷重複相同的動作，就會變得習慣，精神上的疼痛也會逐漸變得輕微。

這就像一直都沒在運動的人剛開始訓練時，當然會有嚴重的肌肉痠痛，如果先前一直逃避自然的脆弱，一旦決定要面對，很可能會非常痛苦。

但請安心，只要多重複幾次，疼痛就會減弱了。等到發現自己的精神變堅強時，要面對自然的脆弱也就更加輕鬆。

第三章

別以不自然的否定與逞強
來霸凌內在

別不自然地控制自然的情緒

「要如何順利控制情緒呢？」曾有人這麼問我。

但情緒是非常自然的東西，如果想要不自然地控制，就會發生慘事。

「不要消沉，得快點振作才行。」就算這麼想著，還是提不起精神；越是想著不能緊張，身心就會越加緊繃。就算想要控制情緒，通常也無法順心如意，反而覺得受它擺布。

為何無法好好控制情緒？理由很簡單，就是誤以為「控制」這個詞彙的意義，是「照自己的意思動作」。

舉例來說，如果想好好控制車子，就會認為車子應該「照我所想的動」，也就是要怎麼轉方向盤讓輪胎移動、應該換檔來改變速度等，只要明白機械運作的機制，並多加練習就可以了，總有一天能讓車子照自己的意思移動。

由於認為情緒也是差不多的東西，所以我也曾試圖練習控制情緒，但是並不順利。有了這樣的經驗，我才發現一個致命的誤會。

這是非常單純的事：**心靈並非機械。情緒並不是像車子那樣的機械，只要記得那是有意志的生物，事情就能順利**。

舉個例子來說，就像是騎乘用的馬。騎術很好的人，會覺得馬是一種機械嗎？會這樣想的人，應該都騎不好吧。

請想想馬的心情。把自己當成物品對待的騎士，你會覺得他如何呢？應該不會覺得心情愉快吧。

會害怕、討厭、警戒、完全沒有互相信賴的關係，那麼馬不聽人的指揮也是理所當然。所謂騎馬是指人馬一體，與馬互相協助的運動。

情緒也是一樣，如果思考及情緒沒有化為一體，就無法跨越眼前的障礙，**要尊重、互相對話並協助情緒的存在**。

所謂的控制情緒，指的是認同自然情緒並與它步調一致。但大多數人都會與之搏鬥，不自然地試圖壓抑它，並誤以為這樣就叫控制情緒。

說實在，情緒的力量可沒有弱到能靠意志壓抑，受到擺布也只是時間上的問題罷了。

只要你心中的思考與情緒還在互相扯後腿，就無法順利跨越人生中遇到的障礙。

請記得，活在世上是一項與情緒互相協助、跨越障礙的運動。

工作、夫妻關係、育兒、金錢、健康等，在人生跑道上有許多障礙物。情緒能提供你跨越障礙的能源，也就是提供你動機。

它們是如影隨形跟著你度日的重要夥伴。不要再與情緒搏鬥，好好建立互助關係吧。這樣一來，不管遇到什麼樣的障礙，應該都能輕快地跨越、繼續前進。

明白三種「必須」，區分使用場合

「必須要○○」這句話對決定自己的行動非常強而有力，但也正因如此，若是用錯了方法，就會讓心情低落、轉為壓力，因此說出口時，務必多加留心。

一般來說，所謂的「必須」並不是非常好的詞彙。舉例來說，「必須當個好爸媽」「必須滿臉笑容地度日」「必須早起」「必須快樂」「必須加油」。

大家都很容易脫口而出這些話語，不過一旦說出口，就好像一種枷鎖，讓人感到非常沉重。

且這些事也絕對不是「必須」要做，而是「能做到也很好」的事。

有許多人因為有太多必須做到的事而備感壓力，也有人表示「明明不能說這是必須做的事」，卻給了自己雙重束縛。

其實「必須」當中也有不自然與自然之分。如果能明白種類並加以區分使用，就不會無意義地否定自我，應該也能感受到能讓人發起行動的動機。

〈第一種〉束縛情緒的「必須」

舉例來說，必須維持好心情、必須維持笑容、必須愛他人、必須是個溫柔的父母親……這些強制執行「自然情感或結果論」的情況，就是非常不自然的事。

希望「能有好心情度過一天」是非常自然的，但能否這樣度過，就如同這個句子所要表達的，得看心情而定。

就算想維持笑容，如果沒有安心或信賴等自然情緒湧現，那麼也只是看來噁心的假笑吧。

就算能開口說出「我愛你」，也像是在涼爽的地方流不出汗一樣，愛情是無法捏造的。想要扭曲自然情緒的「必須」，十之八九都不會順利。

如此一來，雖然說著「必須」，自己卻根本辦不到，會有什麼感覺呢？會覺得自己好像是破壞規則的犯罪者，因而開始責備自己。事情進行不順利就算了，**還會增加否定自我的次數**。

請不要再使用「束縛情緒的必須」。

〈第二種〉束縛行動的「必須」

舉例來說，必須去公司上班、必須早起、必須減肥……這些不針對自己的情緒，而是具體行動的「必須」其實沒什麼問題，但也有一些是包含「我其實不想做」的不自然「必須」。

我記得曾為一名大學生進行諮商。對方告訴我：「畢業前的求職活動太不順利，現在連要去學校都覺得痛苦。」

仔細詢問，他才告知「沒能讓父親認可的大公司錄取我。」我並不否定想符合父母親期待的行為，但動機如此不自然，不順利也是理所當然。

「束縛行動的必須」最麻煩的，就是即使沒有伴隨自然的情緒，也會在表面上有所作為；就算是起身行動，非常遺憾的，表現出來的樣子也是極為消沉。實際上他也感嘆地說：「書面審核明明就通過了，但面試卻全都失敗了。」

會有其實並不想做，卻非做不可的情況，就表示那不是自己的意志。

說著「必須減肥才行」的人通常都能起而行，但應該有很多人無法持續吧。幾乎大多數人都是因為被說「你最好瘦一點」，而當事人竟然也同意了。

如果發現「束縛行動的必須」，請先試著確認自己的意志是否真的想要行動。

〈第三種〉鼓舞行動的「必須」

必須達成業績目標、必須通過資格考試、必須完成這件事……這是針對具體行動的「必須」，且前方有著清楚的目的，是相當自然的「必須」。

就算一樣是「必須減肥才行」這句話，只要有目的，就能將束縛的性質改變為鼓舞。

有位女性告訴我：「我在網路上認識了非常棒的男性，就要與他見面了。在那之前，我必須減肥才行！」

她原先的體重大約是七十公斤左右，結果大概五個月就瘦到五十公斤上下，她說：「我是靠意志力達成的。」

如果要挑戰困難的事，很可能會遭受挫折。**「鼓舞行動的必須」是要讓你回想起目的，為了不放棄而催生出動機。**

請學會區分這三種「必須」。

話語是非常強而有力的武器，但也是會傷到自己的雙面刃。

自己脫口而出的「必須」是哪一種呢？只要明白這一點，就不會因為不自然的必須而無謂地否定自己，時機降臨時，也能以自然的必須讓自己恢復幹勁。

以允許的話語
緩和「不自然的必須」

事情無法順遂如意的原因之一，有時是不安及緊張過度，因此使了太多力。

舉例來說，如果用了「必須喜歡自己才行」「必須當好父母才行」這類不自然的必須，就很容易感受到並非如此的過剩恐懼。

甚至有人會拚命閱讀育兒相關書籍，然後表示「我做了許多嘗試，卻適得其反」，這正是因為不自然的力道過於強大，反而揮棒落空。

所謂「不自然的必須」，說起來就是以不可能的法律來規範自己。

限制、義務、禁止、罰則。因為感覺上害怕犯錯，因此身心都耗盡氣力而導致事情進行得不順利。

這時候，就把「必須」刻意替換為「可以」這種許可及權利的詞彙。

將「必須成為好父母才行」換成「可以成為好父母也沒問題」；「必須去運動才行」換成「可以去運動也很好」；「必須成功才行」換成「可以成功也不錯」。

這樣是否讓你覺得那種義務、禁止、壓力的印象變弱了呢？

當然，也有一些是「已經得了代謝症候群，因此必須運動」這類不做就糟糕了的情況。

然而重要的不是話語，而是行為。說老實話，怎麼說出口並不重要，**真正的問題在於「必須去做」這種過於強烈的不自然話語形成不安與緊張，使得內心變得非常僵硬。**

最重要的是要將被「不自然的必須」加強的恐懼、不安與緊張在體感上予以鬆弛。

「必須」是一種限制性質的話語。由於感受到禁止與義務，不安與緊張感隨之升高乃是理所當然。只是因為那種感覺過於強烈，結果內在無法追上罷了。

要允許自己從那過度的不安與緊張放鬆下來，只要使用「可以去做」的話語，讓內心感受到容受與肯定，效果就會非常好。

最容易理解的，就是「必須睡覺才行」的例子。確實，擁有充足睡眠對於身心健康來說是不可或缺的，但若對「要睡覺」這件事想太多，就很容易睡不著。

這是由於限制、強制、義務感造成不安與緊張。明明非常不安而緊張，還能呼呼大睡的人應該是少數吧。

曾有苦於失眠的人表示「必須要睡覺卻睡不著」，因此我告知對方：「並沒有規定晚上就必須要睡覺啊，只是可以睡而已。」

簡單地說，**要把內心那種感受到義務的心情轉換為具備權利的感覺**。將限制變更為許可之後，不安與緊張就會有所緩和，結果上來說，多半也就能睡好覺了。

前面提到求職活動不順利的男學生，也是因為「不自然的必須」造成不安與緊張達到巔峰。

別說要進入父親認可的大公司，甚至演變成明明必須要去求職，卻提不起幹勁，就連行動本身都辦不到了。

「並沒有一定要去求職呀。不去也沒關係，當然去也沒什麼不好的。而且不是你父親喜歡的公司也沒關係啊，這種人很多。要如何讓父親接受？這種事等進了公司再想就好啦。」

緩和禁止與義務的感受、給予許可，我不斷向他表達他有自己決定的權利。最後雖然時間上晚了些，但他還是成功收到心儀公司的合格通知。

他表示「不管父親怎麼說，這可是我自己的人生」，靠自己的力量脫離了當初讓他萬分煩惱的「不自然的必須」。

只要正常過活，應該就有無可奈何、必須依照「不自然的必須」行動時。

不安與緊張這類情緒都是過猶不及，不管太多或完全沒有都不好。一般來說，都是過度了才會造成問題。

如果發現「不自然的必須」，請試著以「可以去做也很好」這種許可的話語來改變它！

這樣一來，不安與緊張將有所緩和，也能有自然的動機、發揮原先的實力。

別再用空虛的積極打迷糊仗

積極的話語確實能給人力量，但那若只是「空虛的話語」，反而會削弱力量。

「如果覺得能辦到，就一定能辦到；若是想著做不到，就會做不到。」這是絕對不會動搖的法則。」這是畫家畢卡索留下的話。

畢卡索一生留下的作品，包含版畫、雕刻等繪畫以外的作品在內，數量總共有十四萬件以上，算起來一天就創作了四件以上作品，因此這種話由畢卡索來說，實在挺有說服力的。

「如果覺得能辦到就能辦到；若是覺得做不到就會做不到。」在自我啓發書以及企業研習等場合當中，經常會引用這句話，然後表示「因此不可以說辦不到」，讓人覺得這正是積極話語的範例。

但真是如此嗎？說實在的，這說得有些誇張了。

「如果」覺得能辦到就能辦到的「如果」，是表示條件的連接詞，原文裡可一點也沒有這種意思。**"He can who thinks he can, and he can't who thinks he can't"** 原文的前半，說的是「想著辦得到的人就能辦到，沒想著能辦到的人就辦不到」這種理所當然的事。

但針對「想著辦得到」或「要說辦得到」這種把「辦得到」當成必要條件來談論的想法，可就弄錯了，結果就是產生積極的強制。

如此一來，便會成為無法察覺內心其實想逃走的自然脆弱、只有口頭非常正向的「空虛積極的人」。

「空虛的積極」是不自然內在中相當具代表性的例子之一。思考與情緒搭不上線、情緒不斷扯自己的後腿，因此更加容易受到情緒擺布。

如果一心想著自己實在抬不起頭、很丟臉、非常沒用……不斷否定糟糕的自己，內心的消沉、不安、憂鬱就會在更加膨脹後回到內在。其實現在這類抱持空虛積極之人快速增加了許多。

有位任職於新創企業女性上班族表示，公司有條禁止負面話語的規則。她告訴我：「被強制規定做出積極行為，說老實話真的很累，有時候還是想吐點苦水啊。」

據說某天，她因故無法搭上往新宿方向的山手線電車，但因為「公司裡實在不是能說喪氣話的氣氛」，因此明明從池袋到新宿只需要十分鐘左右的車程，她刻意搭上了反方向的電車，繞一整圈、花了將近一小時，才慢吞吞地抵達公司。

這很明顯是在忍耐，很自然的，到了職場，她也無法好好工作，最後還是離職了。

話說回來，為何會有強制大家做出積極言行舉止的規則呢？

這是由於那些抱持空虛積極的人們，會非常執著於「必須一直保持高度積極」而否定自然的脆弱。

否定自己的感受到，就像否定盛夏中流汗、否定尿意一樣，一定會有個極限。

不斷強調其實並不存在的東西，只不過是不自然的逞強。就算能夠強制暫時性的舉止，也仍然無法控制心情或情緒。

如果一直這麼做，情緒就會產生抵抗，並試著要阻止「意志狂暴化」。

會像恐慌發作那樣引起「情緒的強制執行」，正是因為「空虛的積極」不斷扼殺有理由的自然情緒，硬是讓情緒保持沉默，情緒無法好好聽話也是理所當然的。

我並沒有想否定積極的人，但也覺得單方面不斷否定消極的人很奇怪。我不否定「思緒朝向積極較好」這種構圖，但希望你能發現這樣會變得更難生存。

消極和積極就像是車子兩邊的輪胎，前者給你「事有萬一的準備」，後者則能給你「跳進不確定未來的勇氣」。

這沒有好壞或優劣，無論缺少哪邊都無法讓人生順遂；兩者齊備才是達到平衡的生存方式。

如果你非常熱衷於「空虛的積極」，請先不要以話語來模糊自然脆弱提出的警告。好好聆聽情緒的意義，應該就能發現你該採取的行動。

第四章

善用情緒力量，
內在自然能變堅強

負面情緒是你的人生導航

自然的脆弱是人類的「必要之惡」，是為了保護你而產生的防禦反應。遵循情緒的指示來重整行動，便能更安全地生存下去。這種時候，最重要的是要明白情緒所發出的是什麼樣的警告。

請記得，情緒和感覺都是類似導航的系統，其目標就是「安全生存下去」。

為了避免你走錯路，情緒及感覺會以各式各樣的訊號誘導你，告訴你「走那邊太危險了」「走這邊比較安全唷」。

感情大致上可以區分為兩種：「接近」是催促你靠過去的舉動；「迴避」則是要求你盡可能遠離該事物。

正面情緒告訴你「可以繼續前進」，能誘導你走向更加安全的方向；相反的，負面情緒是要告訴你前方不可行：「這樣下去太危險了。」要求你迴避並做出應對行動。

舉例來說，要在許多人面前演講時會感到不安，是因為情緒要警告你可能會有人說些奇怪的話、有人會討厭你、有人輕視你，而「這很危險」。

你應該是這樣想的吧：「但是我不希望感受到負面情緒呀。」會這麼想也無可厚非。

消沉和不安畢竟會讓人感到不適，但這些情緒如果沒讓人不舒服，就失去意義了。

舉例來說，大家可以想像一下智慧型手機發出地震警報的警鈴聲嗎？那實在是令人不舒服的聲響，恐怖到就算熟睡中的人也會嚇到馬上跳起來的程度。

如果那是令人心情平靜、感到相當舒適的旋律又會如何呢？若是真的即將發生極大的地震，那麼很可能會因此逃命逃得慢了點並被捲入危險當中。

由於我自己非常容易消沉及不安，因此會盡可能希望將生活中感受到這種不舒服的時間縮到最短，我想你應該也是一樣的吧？

既然如此，就要在訊號還相當微弱時就發現它的意義。早一步選擇情緒要求你去做的行為，不管是迴避或應對，**首先請先弄清楚：「自然的脆弱究竟是要警告我什麼？」**

「刺躁悶」是負面情緒的種子

你是否也曾感受到「刺痛、煩躁、鬱悶」？這些說起來都是負面情緒的種子。

舉例來說，或許是擔心明天的工作、有人說了句讓你很在意的話，又或是自己說了不該說的話。

即使不是非常清晰的情緒，也會有種「刺痛、煩躁、鬱悶」的感受，簡稱「刺躁悶」。

從新冠肺炎開始流行的二〇二〇年三月左右起，有越來越多人表示他們莫名感受到「刺躁悶」。

像是「搭電車時，莫名覺得煩躁」「走在鬧區裡，就覺得有股刺痛感」「下星期要出差，不知為何覺得很鬱悶」等。

現在大家對社交距離有了一定概念後就能明白，其實那是來自可能感染肺炎的不安。

在意識上能想到這件事前，「刺躁悶」已經提出了警告，告訴大家「感染風險已經提高了，最好不要過於放鬆、需多加注意」。

當我二十幾歲、還在當上班族時，每到星期天晚上，總是不知為何覺得非常刺痛，現在想來，那是「刺躁悶」在警告我應該準備第二天的工作吧。

尤其是遇到一大早就要出差，或必須要在人前談話時，也就是在容易緊張的工作開始之前，「刺躁悶」也會以「緊張的種子」之姿出現。

「刺躁悶」是一種讓你對於危險的感覺更加敏銳的狀態。

舉個簡單明瞭的例子，就像在野生獅子閒晃的地方，其他動物會試圖躲起來以避開危險，因此也可以說是「迴避風險模式」。

由於思考的幅度變窄了，因此其他事聽起來都會像雜音，也就容易為了一些小事感到煩躁。當然，就連吃東西、睡覺、放鬆休息等也都會變得相當困難。

「刺躁悶」是非常優秀的通知功能，若是環境有任何變化造成某些不方便，為求迴避或應對，湧現負面情緒是非常自然的反應。**若能在前一步的「刺躁悶」便察覺此事，就能在它成長為不安前先做好準備。**

至少，明白了「為何會有這種感受」的話，心情上也會比較安穩。請回想一下前一天發生的事，以及第二天準備要做的事，通常就能找出讓你感受負面情緒的相應理由。

只要能知道理由是什麼，就不會再受到「刺痛、煩躁、鬱悶」擺布了。

維持在迴避危險模式，就很容易煩躁

如果事情無法順遂如意、對方不能理解自己、身上某處感到疼痛、身體有些不適時，都很容易引發「煩躁」的情緒。

所謂的「煩躁」究竟是什麼呢？

人類如果遭逢危險、未知、需要應對的事物，就會開始為它們做準備，也就是切換為「迴避風險模式」。

舉例來說，如果在莽原上發現了獅子的足跡，在那瞬間，心跳及血壓都會上升、呼吸變得急促、瞳孔放大、肌肉僵硬，身體會自動切換為可以對應「戰或逃」這兩種模式的狀況。

同時精神狀態也會有所改變。是想早點逃走而顫抖？還是想快點戰鬥而興奮呢？這會因為經驗而有所不同，但兩者在主觀上的感覺都是緊張。

「危險迴避模式」只是暫時性的，無法長久持續。舉例來說，因肺炎疫情而宣布警戒後，我們從早到晚、連續好幾星期一直處於危險迴避模式之下，會感到煩躁是非常人性化的，是正常的反應。

不同之處在於觀看內在或外在。如果因為某些事感到煩躁，請不要認為「有什麼讓我很煩躁」並看向他人或環境，而是要明白「我感到很煩躁」，了解這是因為身心切換為危險迴避模式造成的。

會認為煩躁的原因在於他人或環境，通常都是偏見。無論有什麼情況，都是因為在那之前就已經進入危險迴避模式。

如果向外尋找煩躁的原因，接下來就會針對那項原因進入第二層危險迴避模式，如此一來，煩躁與緊張就會進入惡性循環。

感到煩躁時，應該將重心放在自己的不安與緊張。將視線轉往內在，思考：「有什麼理由讓我進入危險迴避模式？」

同時也要**認同自己進入這樣的模式相當「人性化」，以寬容的態度承認這是自然的脆弱。接下來只要修正行動，對策就很完美了。**

舉例來說，除了那些就算睡著也能執行的例行工作以外，基本上來說所有作業都是特殊狀況，也就是「危險迴避模式」。有些人經常在休息時也在想著工作，感到煩躁也是理所當然的。

休息時就要想著「好，解除特殊情況吧」，想像完全沒有危險或未知的東西、完全不需要做任何準備。當然就算不用這種說法也沒關係，只要以自己的意志切換為「放鬆模式」即可。

如果身處緊張狀況，就會發現無數個煩躁的種子。請不要受到外界原因或煩躁本身影響，並了解其實是自己過於緊張。

只要能認同自然的煩躁，進而改變行動，就能將白白煩躁的時間縮到最短。

在意過去的事，是因為現在很不安

你是否曾因過往記憶忽然出現在腦海中而感到消沉、不安，或有些鬱悶呢？

這當中包含了一些過去的創傷，或苦於受回憶擺布。就算想著「快忘掉吧」「別再想了」試圖揮去腦海中的思緒，卻沒有那麼容易。越是努力，這些記憶就越是緊抓著自己不放。

「明明都過去了」「過去又不能改變」，就算明白這些道理，記憶還是緊緊黏在自己腦袋裡不放。

過去曾發生的不愉快回憶重現，也是警告之一，表示過去的記憶與你現在發生的問題有相關性。

也許你會覺得：「這和現在的事沒有關係，我煩惱的是過去的事。」但過去的確曾發生過什麼問題吧？而想起這件事的，毫無疑問就是當下的你。就算說什麼「都是過去的事了」而試圖反覆抹消過往，那份記憶也絕對不會消失。

人在煩惱眼前的問題時，會下意識從過往記憶中尋找相似的情緒。舉例來說，如果回想起工作中曾犯下大錯的記憶，那麼你是否正在犯下某種錯誤？也就是疑神疑鬼懷疑自己。

除此之外，如果回想起被某人背叛的過往，那麼有可能是自己還無法決定是否要與剛認識的人往來，而這兩人應該具備一些共通點。

我有時候也會忽然想起特定的不愉快回憶——我剛動完眼睛手術、出院打算回家時的記憶。

青光眼的手術會造成視力暫時性衰退，那時的視力比現在還要糟。讓我最感到煩惱的就是樓梯。上樓沒有問題，但下樓時卻因為無法確定高度而覺得非常恐怖。

「以為沒問題而踩下去，結果沒踩到樓梯踏板」實在是相當令人恐懼的體驗。

出院那天，我表示：「這種狀況下，我好擔心自己能否回到家裡……」因此護理師陪我走到車站去。

我道謝後，打算走下往月臺的樓梯，但無論如何都無法踏出第一步——我至今為止好幾次想起這討人厭的回憶。

一開始會覺得「現在怎麼會想起這件事」而搞不懂為何如此，之後我終於發現，自己回想起這件事的時機，確實有著共通點。

都是我「正在挑戰某種新事物」時。也就是說，只要我有「對於要踏出一步感到畏懼時」就會回想起這段記憶。

人類要如何行動，決定其方向性的基本上都是情緒。

舉例來說，如果遇見了一位很棒的異性，能否更接近對方，將取決於好意或畏懼的相互鬥爭。

當下若是畏懼心較強，就會回想起有類似情緒的過往記憶。內心會順著目前的情緒重現那段故事，並想著：「那時候也造成了不愉快的記憶呢。」

最重要的是，必須理解這個內在結構，然後冷靜判斷。

以我來說，就是猛然浮現出院那天的記憶。這樣一來我就明白，**這是自己感受到「對於要踏出一步感到畏懼」的證據。這代表什麼呢？原因可能每次都不太一樣，但只要尋找一下，一定會發現。**

由於明白自己害怕踏出一步，因此也能夠推自己一把：「沒問題，就算跌倒了也還能爬起來，就試試看吧。」

如何應對自卑感和各種情結？

有位在目前職場工作第二年的男性告訴我：「我在職場上感受到類似自卑的情緒。其實我沒有犯特別嚴重的錯誤，但就是很在意其他人的目光。」這類自卑相關的諮詢還挺多的。

對工作能力很強的同事抱著自卑情結，擔心「對方是否看不起我」而感到不安、害怕有人在背地裡說自己的壞話等，自卑感給人的煩惱實在非常痛苦。

實際上並沒有誰對自己說什麼，但總覺得有人說了自己的壞話，或有人認為自己很糟糕。請記得，這是你自己透過其他人的目光感受到的自我真心話。

雖然在意「其他人是怎麼想我的」，但不可以把他人放在問題的軸心。那是你自己的情緒，明白「這是自己的問題」就是解決的第一步。

就算實際上真的有人說了什麼「看不起我的事」也一樣，如果你沒有任何自卑感，那麼就算別人說了什麼，應該也不會有感覺；就算在那瞬間感到煩躁或受了傷，第二天早上也大概都忘光光了。因為人無法認知自己內在中不存在的東西。

無論他人的言行舉止如何，若是在意「對方是否看不起我」，還請記得，這是你自己的情緒。

我們經常聽到別人建議「不需要感受到什麼自卑」「是你多心了，根本不需要在意」等，不過我反對這種說法。這些自然的情緒會出現是其來有自，只是你現在不明白，但必定有「讓你如此感受的相應理由」。

只要沒有擷取自卑感提出的警告來改變自己的行動，「對方是否看不起我」這種懷疑就無法煙消雲散。

自卑感究竟在警告什麼？

人類是無法獨自生存的脆弱動物，我們的祖先為了活下來並留下子孫而選擇集體生活，因為這樣能讓所有人分擔活下去所需要執行的工作。換句話說，人類無法獨自一人完成所有事。

在這種環境下，若有人沒有負責任何事，或雖然負責某個工作，卻有能做得比他更好的人，這個人就會感受到危險。

「大家並不需要我」，這就是自卑感這種情緒的意義。

大學時，我曾感受到強烈的自卑。那是升上大三的春天，我騎著車等紅燈時，望見一旁的工地裡有和我同年的人正在工作。那瞬間，我忽然覺得自己好沒用、好丟臉，不知為何覺得垂頭喪氣。

那段時期我並沒有特別想做的事，總是試圖逃避「應該如何活下去」這個問題而不去思考，想來是看到已對社會有所貢獻的人，那危機感使我產生那樣的心情。

現在想想是很容易理解的自卑感。那是要警告我：「再這樣下去，你會沒有任何貢獻唷。」向我提出不被需要的風險。

當時的我完全不明白這就是自卑感。之後我為了早該取得的證照考試開始念書，結果卻沒有合格。想來那次挑戰就是為了補償自卑感這種自然的脆弱而執行的動作。

我向前面提到的那位男性說明後，對方表示：「確實，我總覺得自己好像在做一些任何人都能做的簡單工作，所以很在意這件事。」

就算現在不是做特別的工作也沒關係，為了讓自己更受到大家需要，只要有所行動，就不會因自卑感而苦了。

若感到憤怒，要找出真正的情緒

任何人都有「一瞬間神經斷掉而暴怒」的經驗。

怒氣是一旦點燃就無法處理的東西，接收怒氣的那一方雖然很辛苦，但發怒的本人其實也相當勞累。

以我自己來說，雖然現在能抱持平穩的心情生活，但以前真的非常容易生氣，因此我很明白這種痛苦。

因為遇上不合理或難以原諒的事而感受到憤怒，這也是自然的脆弱……雖然我很想這麼說，但很遺憾的，怒氣是很不自然的脆弱。

你是否曾聽說過「怒氣是第二情緒」的說法？

舉例來說，曾有位上班族男性告訴我：「我無法原諒上司竟然在同事面前對我發怒，這根本是職場霸凌吧！」他也明顯散發著怒意。

姑且不論是否遭受職場霸凌，感受到怒意就是不自然。一般來說，在同事面前被責罵應該湧現的情緒，會是覺得自己不中用、非常丟臉、很悲慘等，但這些情緒消失到哪裡去了呢？

在大家面前被斥責是非常沒用、丟臉、羞愧的事，這些情緒當然是自然的脆弱。

但如果無法認同這些自然的脆弱，而呈現不自然脆弱的狀態，或進入不自然逞強的狀態，那麼羞愧之類的情緒就會替換為另一種情緒，也就是怒意。

我聽過他憤怒的原因後，問他：「為何會被罵呢？」

結果他說：「我犯了相當低級的錯誤。」

「如果是因為被指出錯誤而覺得丟臉，那麼是沒有問題的。」認同自然的脆弱之後，他也表示：「說得也是，我會留心不要再犯相同的錯誤。」他的聲音裡已不再蘊含怒意。

若是不斷否定自然的脆弱，就只會增加無用的自我否定次數和不自然的逞強，如此便會營造出一個無法認同脆弱，也沒有自信的自我。

這種時候若是有人指出自己的弱點，會發生什麼事呢？會將目光轉往指出問題的人，並引發「對方惹怒我」的錯覺。

我也曾認真地覺得：「為什麼大家都要惹我生氣！」

我的眼睛變得不容易看見東西，同時也變成批判一切的人，就連自己也覺得「實在太蠢了」的小事都能引發怒火。

部下工作太慢、區公所的應對不佳、店員態度很糟、車站樓梯很難下樓、電腦不聽使喚等，惹我生氣的事物多到無邊無際，連我自己都不禁覺得似乎怪怪的。

有一天我去眼科時，看見一位年長男性怒吼：「是要讓我等多久！」

確實，這家醫院的等待時間稍微長了一點，我也能理解他煩躁的心情，但實際上看到他人在公眾場合這樣發怒，才想到「我是否也是那個樣子」而感到羞愧。

這就是我想著「不能這樣下去了」的瞬間。現在我當然明白，當時的我因為突然看不清東西，渾身上下充滿了自卑感與無能感。當然，這種感受絕對有相應的理由，但我卻無法認同自然的脆弱。那是我拚了命逞強的時期，大概就算沒什麼事也一直處在憤怒模式。我當時也無法發現這是自卑感的第二情緒，更有可能是把眼睛睜得老大，想著「到底是誰讓我這麼生氣？」然後尋找令我憤怒的原因。

古羅馬時期的賢者曾說，怒意是短暫的瘋狂。

當人陷入瘋狂時，是很難冷靜的，正在平靜閱讀本書的當下就是最好的機會。

請試著尋找怒氣根源的自然脆弱究竟是什麼，如果能找到應當好好面對的自然脆弱，也就能從怒意中解脫。

否定緊張，就會更緊張

在人前說話時、面對初次見面的人、去陌生的場所等，無論事情大小，人總是會感到緊張。

緊張是為了適當應對接下來要發生的事而出現在身體及內心的反應。舉例來說，如果要站在大眾面前、受到矚目，肩膀的肌肉就會縮起、會用力、心跳數上升且開始加速、喉嚨的肌肉緊縮而無法發出聲音、手掌心冒汗等，也就是感到緊張。

這時大家是不是會對自己說「別緊張」「冷靜點」等否定這種自然防禦反應的話語呢？

我明白大家希望它消失的心情，但越是這樣否定緊張，就越會緊張。

在重要的場合感到緊張是理所當然的，這是自然的防禦反應。若想發揮更好的表現，就不能否定緊張，因為那正是增加無用緊張的最主要因素。

大家是否聽說過「大腦無法理解否定式」這件事呢？

如果有人告訴你：「請閉上眼睛，不要想像粉紅色的大象。」那麼腦中馬上就會浮現粉紅色大象的樣貌。這是因為在理解否定語詞之前，必須先意識到該對象。

同樣的，若是說著「不可以緊張」，意識就會更靠向緊張的狀態；「要冷靜」這個詞彙則是在「現在不冷靜」的前提下成立的話語，因此意識就會靠向「並不冷靜」。

那麼，如果在緊張的情況下，應該說些什麼才好呢？**如果發現自己感到不安或緊張，就用「感覺雀躍不已」或「相當興奮」來表現就好。**

我在研習或演講來臨前，也會有心跳加快、肩膀緊縮等感受到身心緊張的時刻。但是我不會試圖抹消緊張感，因為這是身心感到興奮的證據。

挑戰龐大的事物、躍進未知的世界、立於感受到恐怖的場所……人類其實很喜歡這類戰慄感，若非如此，怎麼會有雲霄飛車、鬼屋、高空彈跳這些東西呢？

這些行為能讓人享受克服危險的過程。實際上的確會感受到緊張，那正是雀躍不已、相當興奮的證據，將其化為語言說出口的話，就能認知這其實是快樂的事，至少比起用「別緊張」否定自己要來得能讓表現更好。

為了與他人連繫而產生的孤獨，有意外功效

詩人赫曼．赫塞這樣表達孤獨：「人生就是孤獨。沒有人明白他人，大家都是獨自一人，必須獨自前行。」

實際上，無論談話多麼深入，也不可能完全心意相通。就算有互相了解

的心情，實際上也無法完全理解彼此。

無論如何，人類都是單獨一人的。那麼應該要如何解釋孤獨呢？

如果獨自一人，就會從孤獨當中發現寂寞或無助等情緒。

智人這種動物相當害怕寂寞，這是超越性格及個性，相當本能的事。古往今來，無論東西方，所有人類都隸屬於某個群體而生，是不與夥伴合作就無法活下去的虛弱生物。

如果被群體流放，就必須過著完全孤單的生活。一個人遠遠地望著過往夥伴們之間的那堆柴火，這樣的心境就是孤獨，會感受到寂寞、無助、畏懼與不安是非常自然的。

說得極端一點，**孤獨是要警告我們：「快回到夥伴身邊，不然會死掉。」**為此必須道歉、做出讓步、壓抑不滿等修正自己的行為。站在對方立場考量的能力，應該也是補強了孤獨及無助等弱點的結果。

舉例來說，和朋友吵架後，心裡明明想著「絕交吧」，第二天卻覺得很寂寞；夫妻吵架後，雖然鬧著「離婚吧」，卻覺得非常無助；就算一時興致勃勃地想著「這種公司乾脆不幹啦！」卻還是覺得恐懼不安而收回決定。

我們能夠過著社會性生活，仰賴的正是孤獨。但話說回來，人際關係實在是很煩人。安全又便利的現代社會與狩獵採集時代不同，就算是孤單一人也能好好活下去，因此我能理解大家想遠離人際關係活下去，但這樣對精神上來說，是非常危險的生存方式。

「總覺得有些無依無靠」「不知為何無法滿足」之類的想法，大部分的真實面貌也都是孤獨。

如果檢視提出這些問題之人的生活，就會發現他們處在相當容易感受到孤獨的環境中。這並不是指他們獨居，而是就算有家人，彼此間的關係也讓當事者感到孤獨。

孤獨本身並非問題，但試圖以人類以外的東西來填補，那就成了問題。舉例來說像是吃甜食和購物、酗酒……這類依賴症狀的共通點，就是以物品來補償孤獨。

孤獨原先的意義應該是「提供一個與他人聯繫的動機」，但有時即使感受到孤獨，也「不覺得有什麼不好」。

以下引用精神分析理論創始者佛洛伊德的話語：「自己努力追求的孤獨或與他人的分離，是針對人際關係產生苦惱時，最簡單的防禦方式。」

也就是說，對人際關係感到疲勞時，就會有「我想好好獨處」的心情。**自己冀求的孤獨，甚至可說令人感到舒適。**

另外還有一種時候，孤獨也能幫上忙，就是想要深思時。

如果與他人有關係，那麼無論如何思考都會試圖達到平均。舉例來說，生活中如果同時將常識與流行納入考量，有時就會輕視自己的價值觀。

讓大家都能理解的平均式思考，無法催生出具備創造性的靈感。**如果你從事的是需要創造性的工作，那麼偶爾刻意進入「反正沒有人懂我」這種完全沉浸在孤獨中的時間也不錯。**

孤獨的意義會因人及狀況而異。無論如何，「寂寞」是非常人性化的情緒，絕對不需要否定它。

好好理解它的意義，只要明白應該如何重整行動，就不需要害怕。

無力感，能成為最棒的動力

如果工作上犯了錯、事情無法照自己所想好好運作，或由於能力不足而無法做出成果時，就會有股無力感，內心充滿悔恨交加的情緒。

這種時候，你是不是曾試圖抹消無力感及悔恨呢？這樣就太浪費啦。

我也曾好幾次由於自己的不成熟及無力，而咬牙切齒地想著「真是不甘心」。也許是體驗過太多次了，我現在已經不討厭打擊重大、臥薪嘗膽的心情。在為數眾多的自然脆弱當中，這大概是我最熟悉的情緒了吧。

當然，人無法阻止會產生這種情緒的事。雖然不希望發生，但就是發生了，這也是沒辦法的。

無力感令人相當痛苦，因此，更應該確實利用這種環境帶來的變化，提高自己的能力、獲得知識。

我什麼也沒辦到、我無法發揮自己的力量、我幫不上忙、我的能力不足……無力感正如字面所述，是針對環境的變化，感受到「沒有力量」「能力不足」等的證據（先拋開實際狀況不談）。

這就像從事平常不會做的激烈運動，肌肉就會因為感受到力量不足而表現出疼痛是一樣的，如此一來，一定會帶來補充不足能力的反作用力。

「你如此忍耐真是厲害」「你真的很努力呢」這類療癒，只不過是用來培養力量的營養。正確方式是「我不想再經歷一樣的體驗」，而將疼痛轉為動機。

雖然經常聽到有人建議「不需要覺得無力」，但我認為這樣不對，應該要好好體會才是。

會對什麼事物抱持無力感、感受到悔恨呢？這是一種主觀的感受。

據說花式滑冰選手羽生結弦在東日本大地震後，就算在比賽中獲得不錯的成績，也因為「這樣無法協助地方振興」，而想著「我什麼事都做不到」，因此感到相當無力。

雖然大家會想說「根本不需要這樣想」，但無論如何，當事人就是有這種感覺。

之後羽生選手便將訓練據點從仙台轉移到加拿大。如果沒有那種無力感，恐怕也不會做出這類行動修正吧。

我人生中最強大的無力感，就是被診斷患有憂鬱症的姊姊自殺時。除了「我一點忙也沒幫上」外，還夾雜著「我甚至說了會傷害她的話」的後悔。

那時我也因為自己背負著視障問題活著而相當悲觀，原先就在精神上臥床不起的我會奮起活動、面對自己的能力不足與無知，也是因為在「想知道姊姊死去的真相」這種衝動下發生的。

周遭的人好幾次告訴我「這不是你的責任」「你不需要覺得無力」，但我就是有這種感受，實在無法無視它。

無論誰向我說了什麼，對我來說必定都有會帶來如此感受的相應理由，我實在無法無視並忘掉它。

這雖然是結果論，但之後我在妻子被診斷出憂鬱症時並沒有失去她，而能一起跨越危機，我想也是由於掌握了無力感告訴我的「必須加強能力」。

由於「我不想再次嘗到相同的痛苦」，才會湧現無力感與悔恨。

在明白無力感是好夥伴後，我覺得自己的人生輕鬆了許多。

不要裝做沒看見警告，好好回應它所代表的意義，人生就能更安全；而我現在對於這樣的情況也感到相當安心。

我明白，關於那些讓你產生無力感及悔恨的事，你會想怪到他人或環境頭上，畢竟還是需要先「他責」，才能稍微緩和一下衝擊。

但那個儀式結束後，請好好凝視內心所抱持的那份無力感，我想自然就能找到應該加強哪些力量、應該如何改變行動的答案了。

第五章

不要思考情緒的警告，
要以行動回應

感嘆環境變化，是用來迅速振作的儀式

再次強調，發生討厭的事而感到消沉、發生遺憾的事而垂頭喪氣、對於過往的事唉聲嘆氣等，**這些自然的脆弱必定都有其理由**。

就算是拚命說著「我不想有這種感受」，否定自己感覺到的事是非常不自然的。你所無視的情緒、裝做不在意的心情，一定會用其他方式反撲到你身上。

有位四十多歲的女性告訴我：「我一直很煩躁，卻找不到理由。」雖然有很多人會說「找不到理由」，但必定是有理由的。

我問對方：「妳是否在忍受什麼事呢？」對方尷尬地開口說：「有的。

像是上司非常煩人、老公什麼事都不做、小孩子不聽話之類的事。但這些說了也沒用吧？」

再詳細詢問，才知道她最近聽朋友抱怨，還忍不住告訴對方：「說了也不能怎麼樣，還是積極向前吧。」

確實，如果能自然變得積極那倒是沒問題，但若是不自然地裝做積極，那情緒就會以其他形式回到自己身上。以她來說，這就是「莫名煩躁」的真面目。

我告訴她：「並不需要刻意裝做非常積極，有某些因素而使自己感到煩躁是很自然的事。」

她則說：「但難得休假了，我實在不想多抱怨些什麼，因為決定要盡量以舒適的心情度過……」

人當然可以決定要以愉快的心情度日，但是能否真的辦到，可就要看心情了。但就算意識上做出如此宣言，潛意識中的情緒又有什麼理由要同意這件事呢？

要明白，所謂控制情緒，並非用思考來操作情緒，說實在的，那根本辦不到。

以主從關係來說，情緒就是主人，思考則是它的僕人。不能違逆，要好好順從主人的意思，這才是真正的「控制情緒」。

我們當然可以希望自己積極向前。但是能否做到這一點，下決定的卻非你的思考，而是由思考的主人，也就是情緒來決定的。

要使用思考去了解能辦到的事，**對感受到的事有所自覺、哭泣或憤怒、抱怨，進行這一連串的「儀式」**，結束後再汲取情緒的意義、改變自己的行動。

漫畫《ＪＯＪＯ的奇妙冒險》中，有個名叫艾西迪西的敵人說過這樣的話：「我若因過於激昂而陷入瘋狂，就大哭讓腦袋冷靜一下。」

這是相當值得參考的技巧。就算是不值得哭泣的事，也能透過增強痛苦、悲傷與辛酸刻意放聲大哭，如此一來，就會讓精神狀態穩定下來。

雖然這種樣子不能讓人看見，不過我有時也會獨自一人刻意唉聲嘆氣，讓自己重設心情。刻意在居酒屋裡大肆喧譁、說出對公司及上司的不滿，也可以算是一種儀式。

告知「煩躁理由不明」的那位女性，在與我見面時，我讓她盡量抱怨，最後她一把鼻涕一把眼淚地大哭後，就展現了自然的笑容。

以她來說，為了不要再累積煩躁，應該要將行動修正為「更有自我主張」。能老實說出「我會加油的」，也是因為歷經了真心怨嘆的儀式，最後能認同自然的脆弱吧。

老是在生氣、抱怨、哭泣當然也很不自然，但是為了將自然的脆弱轉化為堅強，短時間執行一下這些儀式，也沒什麼好奇怪的。

認同自己內在人性化的部分，刻意去利用那種結構，是非常棒的。

請不要再以思考和話語來無視情緒的警告了，我們偶爾也有需要盛大儀式的時候。**只要能認同自然的脆弱，那麼你的生活一定會被引領到安全的方向去。**

用「沒有人不好」來跨越「他責之壁」

不否定自然的脆弱，並為了補足能力而行動，這樣便能得到自然的堅強。

在試圖打消內在脆弱時，最為辛苦的恐怕就是「跨越他責之壁」吧。

經常有人會建議「不要怪罪他人或環境」，但這樣一來，事情到底是誰造成的呢？

就結論上來說，這不是任何人造成的。當然，也不是「你自己害的」。

舉例來說，如果因客人誤會而發生客訴，雖然是對方的誤解，卻是你承受怒氣；就算是誤會，被人斥責還是會消沉，這是非常自然的反應。

一般來說，會覺得有錯的是產生誤會的客人，但若怪罪到他人身上，就無法培育出你自己的堅強。不過倒也不需要認為是「我自己不好」或「我自己害的」。

為了要走到自然堅強的境界，我希望大家能擁有「沒有人不好」這種嶄新的思考方式。

任何人都很難承認自己有錯，所以會想責怪到他人身上。但若能捨去「不好」或「有錯」這類想法，只要明白這只是純粹的能力不足、知識不足，那麼要承認錯誤也會變得比較輕鬆。

當我走在人群中，因為我能看見的範圍，也就是視野非常狹窄，所以經常會撞到人。除此之外，在我眼睛看不清楚後，無論大小事都很容易給人添麻煩，出錯的機率也增加了。

說老實話，以前我是這麼想的：「又不是我的錯。」雖然的確是我的眼睛看不清楚，但我又不是故意這麼做的。

如此一來，就會心想：「不是我不好，那麼究竟是誰不好呢？」而踏上了尋找惡人之旅。

仔細想想應該就能明白，其實沒有人，也沒有什麼東西使壞，當然也不是我不好，那為什麼找起了壞人呢？

一旦產生了不好的結果時，人類就會直覺認為有相對應的「不好的原因」，同時認為，只要能破壞那個原因，就能得到好的結果，因此非常喜歡試圖挖掘出原因、犯人等某些不好的東西。

但要不是「是誤會了的客人不好」，否則就是「我不好」，這種二選一實在過於極端。任何人都會發生誤會，因此從今以後請大家採用第三個選項，也就是「沒有人也沒有東西不好」。

話雖如此，發生一些不盡如意的事也是真的。就算沒有錯，也只要當成是提高自己說明能力的機會即可。

「這個世上的所有不方便，都是由於當事者的能力不足。」這是在漫畫《東京喰種》中出現過許多次的臺詞。

也許大家會認為這非常嚴厲，但我卻被這句臺詞拯救過多次。這是由於以往我只要遇上不方便的事，就會推給他人或環境。

把事都推到別人頭上，其實是非常累的。憤怒、批判、表達不滿，當我都「氣累了」時正巧看到這句臺詞，才想到「原來如此，不是別人害的，也不是我自己害的，只是能力不足而已嘛」，並因此感到救贖。

當環境變化造成自己的不便時，**請記得**，那並不是誰或其他因素害的——**不是自己「不好」，也不是自己「有錯」，只是「單純的能力不足罷了」**。

只要認同了「我不知道」這樣的不足，就會去查詢；認同了「不順利」這樣的不足，就會將意識重點放在如何讓事情順利進行。

「沒有人不好，我也沒有不好，只是能力不足而已」只要能這樣想，就可以跨越他責之壁。

將謹慎、懦弱、消極轉變為有力的夥伴

提到謹慎、懦弱、消極這類性格，大家都會覺得這是非常脆弱之人，但其實並非如此。問題在於使用方式，**所謂的慎重及懦弱，都能轉變為徹底到令人無法置信的準備動機**。

我曾在一次演講大賽中獲得優勝。當然，我認為這是由於自己準備的程度徹底到令人無法置信。我先分析了之前所有參賽者，從獲勝者的類型到評審意見等能取得的資訊全都調查得一清二楚。

完成的演講稿為十分鐘左右，寫成文字大約是三千字，而我不知修正了多少回，將寫下的文章一字一句都刻進腦袋裡、反覆練習了百次以上，不論

是演講時的語調緩急、音調高低、停頓長度都能任意自口中流瀉而出。

我以為大家都是這樣準備的，之後才知道並非如此。如果有人問我：「為什麼要準備得那樣徹底呢？」答案只有一個：「因為我怕輸。」

想來樂觀積極之人應該覺得難以理解吧。也曾有人告訴我：「你不需要這麼死腦筋啊。」

但對我來說，所有勝負之事都應該要認真，就像劍道比賽不拿竹刀而是拿真劍，輸了就會死的那種感覺。

當然，實際上就算輸了也不會死，所以也有人認為輕鬆點上場就好，但花費自己活著的時間挑戰某件事，就該留下些結果。

我非常害怕，因此我準備周全的程度令人難以置信。這時候能驅動我的，就是慎重、懦弱、消極這些自然的脆弱。

因為「懦弱」而真的非常害怕落敗，由於「消極」而能設想最壞的狀況，由於「慎重」因此在事前準備上毫不妥協……這些全都是與生俱來的才能，是應當好好活用的自然弱點。

樂觀而積極的人無法明白其價值，因此很容易遭受否定，但並不需要聽從那些意見。慎重、懦弱、消極——與其扼殺這些上天賦予的才能，還不如活用它們來成為自己的長處。

保持慎重、維持懦弱、內心消極，完全不需要覺得這些脆弱非常丟臉。能留下驚豔成果的人，大多是能活用這些才能之人。大家只是沒有機會看到這些人的內在，只看到他們表面的成果，所以才覺得他們看起來是樂觀積極的人。

要知道，這就像是硬幣的正反面，正面是樂觀而積極，看起來非常正向；但翻過來就會發現慎重、懦弱、消極的一面，這才是人類原先的樣貌。

我可以斷言，翻過來仍只有樂觀積極的人，通常都不會有什麼成果。

請先認同自己內在有慎重、懦弱與消極之處，這些只要用點方法，就能成為強而有力的夥伴。

不要把它們當成逃避的理由，而是程度徹底到令人無法置信的準備動機。不要再遠離它們，要自己走上前去和它們交好，這樣就能讓你的人生更豐富。

別再說「辦不到」

消沉、不安、煩躁、唉聲嘆氣，無論這些是令人多不舒服的情緒，一定都有讓你如此感受的相應理由。這些自然的脆弱，是希望你修正行動，好因應環境變化。

要獲得內在的自然堅強，最重要的就是行動。但大家就算「其實真的想做」「雖然想動」「即使理智上明白」，最後是否也曾由於「辦不到○○」而停下了自己的行動呢？

•「辦不到」十之八九都是謊言

「沒辦法運動」「沒辦法存錢」「沒辦法減肥」「沒辦法做家事」等，明知道有些事「做了比較好」或「應該去做」卻沒動手或無法開始，大家有沒有遇過這種情況？

應該要怎麼做，才能脫離「明知道卻辦不到」的情況呢？首先我要請大家理解，「辦不到○○」十之八九都是謊言。

為什麼能這樣斷定呢？以下說明一下理由。「辦不到」原先是否定可能性，正確來說，是用來表示物理上無法達成之事的言詞，但大家的狀況卻不是這樣。

我們會將「不想做」「好麻煩」「不擅長」「不做」這類更大範圍的情況統統以「辦不到」來表達。

以英文來思考應該就很容易理解了。比如「I can not cook.」這句話的意思是肇因於「手目前受傷」這種「物理上不可能」的情況。

但一般說話卻沒有這樣。比如若有人問我：「片田先生會做菜嗎？」我也會回答：「辦不到呢。」

但嚴謹一點來說，這種回答算是說謊。其實我真的很不擅長做菜，所以「不想做」；也因為覺得交給妻子比較安心，所以擅自決定「不要做」，並不是真的「辦不到」。

真心話是「不想做」或「不要做」，但卻說出「辦不到」而**講了沒有自覺的謊言，我將此稱為「偽辦不到」**。

「沒辦法運動」「沒辦法存錢」「沒辦法減肥」「沒辦法做家事」這些東西十之八九都是「偽辦不到」。隱藏真心話、彷彿被包裹在一層薄紗下，我們毫無自覺地說著「辦不到」的謊言。

而這種沒有自覺的謊言，正是讓你的內在更為脆弱的原因之一。

•會注意到其他人的缺點，正是「偽辦不到」的副作用

大家有沒有容易注意到他人或環境中缺點的經驗？

可能是在意上司、同事或另一半的缺點，在意公司或附近等自身周遭的環境，甚至就連政府施政方式都是「自己明明相當了解，但就算說了也沒辦法解決」的事，但不知為何，就是會一直注意到這些不良之處。

如果有這種情況，多半是「偽辦不到」的副作用，說穿了其實就是說謊的代價。

經常使用「偽辦不到」的最大風險，就是每當說「辦不到」時，就會接

二連三試圖去找出某些不好的人事物，以坐實辦不到的理由及原因。

這與「辦不到」的語言構造有關係。「辦不到〇〇」這句話通常不會單獨使用，多半會搭配造成此事辦不到的理由而成為一組完整的句子，也就是說，會嘗試尋找理由、原因，或「因為什麼的錯」。

實際上說「沒辦法禁菸」或「沒辦法減肥」的人，通常在我還沒詳細詢問前，就會告知「工作上累積太多壓力」這些理由或原因。

如果這種「辦不到」是虛假的，「不想做」才是真心話，對他們來說就需要拿「工作壓力」來當成「辦不到的理由」。

換句話說，就是因為無法停止抽菸、不挑戰減肥，才會需要「工作壓力」來做為理由。當然，工作壓力仍然不會減少。

明明就算在意也無法改變，但大家有多常在意、又是多麼在意這些他人或環境的不良之處呢？這會隨著「偽辦不到」的使用頻率大幅增加。

如果你覺得「明明不要在意就好了」卻還是不斷留意他人或環境不良之處，那麼恐怕就是你對於某些事說了「辦不到」謊言的代價。

這只能由你產生自覺，了解自己抓著那些東西當成「辦不到的理由及原因」。

‧不要使用「偽辦不到」，說「沒有做」就好

「沒辦法運動」「沒辦法存錢」「沒辦法減肥」「沒辦法做家事」「沒辦法早起」……你很容易不自覺地使用「偽辦不到」，而且每當說自己「辦不到」時，就會緊抓住某種「辦不到的理由及原因」。

那麼該如何才能從「偽辦不到」的詛咒當中解放呢？非常簡單，只要改說「不做」就好了。

「不禁菸」「不存錢」「不減肥」，「不做」是你自己的判斷，因為不需要辦不到的理由及原因，也就不用拚命去尋找它們了。

有位女性告訴我：「不收拾東西就會造成運氣低落，但實在太忙了，沒辦法收拾。」但她半年前也告訴我同樣的事。

不管多煩惱自己辦不到，反正就是不會動手做，那一開始就說「不做」

不就得了嗎？

硬是說「辦不到」然後找出辦不到的理由，根本浪費時間，不如提起勇氣斬釘截鐵地說「不做」，這樣一來，感受不適的時間也會慢慢縮短。

說得明白一些，現代社會中無用的資訊過多。看看電視、網路、讀些雜誌或書籍，到處充斥著做了比較好、不做會損失慘重的資訊。就算知道許多「該做的事」，但在當下那個瞬間，能做的事就只有一件而已。

當然，不管禁菸、存錢還是減肥，都可以很明確地說是做了會比較好的事。但若因此三心二意地這也想做那也想碰，就無法集中在單獨一件重要事項上了，這正是典型的魚與熊掌不可兼得。

人類無法同時看、聽並集中於複數事物，這是物理上辦不到之事。

既然「該做的事」有那麼多，那麼**更應該決定一件要專注以對的事，然後明確婉拒其他九成的事，表示「不做」**。

這樣一來，就不會因為「偽辦不到」而感受到不必要的壓力，也能相信去做應做之事的自己。

以「回饋」取代「失敗」

為了鍛鍊出自然的堅強，行動是不可或缺的。什麼也不做，光是坐著是沒辦法讓事情好轉的。

認同自然的脆弱、不推卸給其他人事物，為了填補不足的能力而採取行動，在這個過程當中會發生的問題，大概就是「與失敗相處的方式」吧。

但人生就是挑戰與克服的輪迴。昨天辦不到的事今天能辦到了，享受這個過程而活著會非常開心；但若以錯誤的方式處理過程中發生的失敗，人生就會變得非常痛苦。

如果失敗對你來說是壞事，那麼當然不管做什麼都會提不起勁。

不管是工作、念書、運動還是戀愛，都是挑戰與克服的輪迴。如果不允許任何失敗，就算有人告訴你「加油」，你也可能會裹足不前。

沒有人一開始就會騎腳踏車。失敗許多次仍繼續挑戰，最後就會了。我想你應該也有這樣的經驗。

那麼該如何看待「失敗」呢？就結論上來說，把失敗當成回饋的材料，克服的過程就會變得相當愉快。

一般提到「回饋」（Feedback），指的多是工作表現的意見或評價，但與原先的意義其實相去甚遠。

「回饋」是在控制工程的用語，簡單點說就是空調的結構。對著空調輸入設定溫度後，就會自動冷卻或升溫。

最近有許多機型能辨識出舒適的溫度，讓機器自動調整，而能實現這種功能的，便是回饋機制。

舉例來說，假設夏季時室內溫度有三十五度，將冷氣設定為二十八度，差距是七度。為了填補這個差距，空調會猛然放出大量冷氣。但就算剛好達到二十八度，只要有人進到房間裡，溫度又會升高，因此感應器會再次計算與設定溫度之間的差異，切換冷氣運轉直到達成設定溫度。

也就是說，不斷填補理想與現實的差距，這就是「回饋」的本質。最重要的是，回饋的機制是「不需要否定」。難道冷氣機會因為沒能達成剛剛好的設定溫度，就說自己「太糟糕」嗎？

就算是冷氣機真的有感情，我想它們也不會因此而感到消沉吧。因為所謂的回饋，就是機械性地不斷填補理想與現實之間的差距。

就算過去行動的結果不盡理想，也不會就此結束。失敗是嶄新的開始，有些失敗是為了明白應該如何改變。

某個電視綜藝節目曾訪問男學生的戀愛觀，他表示：「因為一看就知道不會順利，所以我不會談戀愛。」

當然，若說這是本人的價值觀，那也就算了。但若是他曾因為一次不順利的戀愛而覺得「就是這樣」，那實在令人太悲傷了。

能夠貫徹挑戰與克服的輪迴之人，一定會獲得某些成果；如此一來，自己能將失敗這個結束，轉變為回饋這個開始，也就能相信自己；帶著這份自信，又能再展開全新的挑戰與克服的輪迴，這就是讓人生更好的方法。

不管是念書、工作、運動還是戀愛，只要不太順利，任何人都會覺得非常消沉。在好好消沉後，請像空調那樣計算出現況與理想的差距，起身行動、填補那個差距吧。

無數次不斷執行與回饋，一定能獲得豐碩的成果。接著就會發現，挑戰與克服的輪迴非常有趣，正是人生的醍醐味。

馬上停止牢騷與不滿的魔法話語

自卑、丟臉、羞愧等情緒是給你的警告。只要隨著「悔恨交加」這種心情起身行動，就能夠填補自身不足的能力。

話雖如此，若是完全沒有任何行動，並不會自動變得堅強。在一步一腳印走過這段路時，**一定會通過的障礙是「為何而行動」，也就是忘了目的。**

因為意識被他人及環境拉走而抱怨了起來、感受到不公平及不滿意，因此讓自己的腦袋充滿了其他的事，這種時候通常都是忘了目的。

就算明白「說了也沒有用」卻還是脫口哀嘆，或是滿口抱怨但無法積極向前，想必大家都有過這樣的經驗。

若只是「不要說出口」而用力把嘴邊的話語堵住，那就像只是稍微拔掉雜草的葉片罷了。不管如何壓抑，是不是又會像雜草長出來一樣脫口而出呢？

這種時候，應該要如同文字所描述的將它們連根拔起。**要將抱怨及不公平不滿意的感受連根拔起，其實意外地簡單。只要對自己說一句話就好：**

「那麼討厭的話，就不要做了。」

這是非常強而有力的話，我每個星期至少會有一次，多的時候一天會對自己說好幾次：「那麼討厭的話，就不要做了。」

為什麼要說這麼嚴厲的話呢？我不是要煽動什麼，而是為了讓你提醒自己「就算覺得討厭也非做不可的理由」。

人類只要一開始行動，就很容易忘記最初的目的與意義，甚至會說出「總之做就是了」「怎麼能停手」等話語。

但通常都是「就算討厭、即使感到厭煩，也不能停下來」對吧？舉例來說，工作或與上司的關係等，不管多痛苦也不可能說不做就不做，也正因如此，才會希望大家問自己：「即使這樣，為何自己還會選擇做這件事？」

當年我放棄自己經營的公司，重新成為一介上班族，工作是公司內部研修的企畫人員。

做這份工作的目的在於讓我重新站起來，成為心理諮商師及研習講師；而遠程目標則是找出我視障的原因及姊姊死去的意義。

我剛進公司時，內心有著非常明確的目的意識，但埋沒在日常生活後，不管多麼大的目標也都會遺忘。

某天，我負責將多餘資料的訂書針拿掉，把它們送進碎紙機，光是做這些事就花了一小時，心中閃過了「為什麼我在做這種事啊」的空虛感。

在那之後，我開始留意起討厭的事，心中也不斷冒出對公司與上司的不平及不滿。

在某個會議上，由於對工作的想法與其他人不合，我終於向上司爆出了對公司的不平和不滿，結果上司冷靜地對我說：「我明白你的心情。但若那麼不滿的話，就只好不做了。」這是非常嚴厲的話語，但是他說得沒錯。

我垂頭喪氣地在一邊走著，一邊心想「真的不做了嗎」的瞬間，忽然回了神。「不對，我是為了找出視障的原因和姊姊死去的意義、想要重新來過才會在這裡的呀。」我猛然想起了自己忘掉的目的。

我經常聽到有人建議「抱怨和不滿都別說出口」，但那樣非常不自然。倒也不是說要把想到的都說出口，我想告訴大家的是：「假裝沒有任何抱怨、將其美化是非常不自然的。」

我也有不喜歡的事，也有討厭的人，但意識會被那種小事占據，是因為我忘了自己的目的。我希望大家能發現，不平不滿是自己的問題。

任誰都能堅強地跨越討厭的事、感到痛苦的事，那是因為知道那些時間有其意義，因此能夠辦到。

忘了待在那裡的意義及目的之人都會變得非常脆弱；壓抑話語、加以忍耐這種事也請適可而止。**請試著說：「那麼討厭的話，不要做就好了」。這樣應該就能回想起先前遺忘許久的、即使如此仍非做不可的理由。**

行動時，以蟲眼專注於眼前的事物

所謂「只看到眼前的事」通常不是用來表現正面意義，但這其實是非常重要的事。

為了讓自然的脆弱變為堅強，必須要有填補脆弱的行動，但行動過程中會有幾個障礙。

舉例來說，可能會開口說出「辦不到○○」、覺得失敗是件壞事因此根本無法開始，或由於迷失目的而停下腳步等；另外還有一種情況，就是**使用「鳥眼」來俯瞰整體樣貌甚至未來，就會覺得一步一腳印很愚蠢。正因如此，必須以「蟲眼」讓自己專注於眼前的事物**。

由於「如此做的意義」或龐大目的而開始行動並持續下去，這就是行為的動機，但實際行動時是非常樸實無華的。必須讓意識遠離意義及目的等，集中精神在眼前的事。

最重要的是區分鳥眼與蟲眼的使用時機。

我在孩提時期就常被父親帶到山上，學生時代也一直是登山社成員，因此曾經攀爬過許多座山稜。

雖然這是理所當然的，但是要能攻頂，需要的是一步一腳印、以蟲眼的目光去走。雖然有時候會看看地圖、以鳥眼俯瞰，但是攀登的當下必須更換為蟲眼、一心一意地走著。

然而在彷彿蟲子慢慢爬的過程中，會因為想確認「是不是快到了」而翻看地圖、確認剩下的距離，這非常痛苦，也很容易在發現其實還很遠時一陣失落。

另外還會開始想一些不必要的事，像是「為什麼我要來爬山啊」或「爬上去是有什麼嗎」等，如此一來就會因為「我到底在做什麼」而停下腳步。

以「鳥眼」觀覽整體、以「蟲眼」來行動，但兩件事若混在一起，就會變得很痛苦。

行動的當下要封印鳥眼，徹底以蟲眼執行。凝視著眼前的事物，將注意力完全放在到達目標和眼前的東西，總之要讓自己被「雙眼所見之物」束縛。

忘掉意義和目的這些眼睛看不見的東西，也是達成某件事的重要條件。

收拾東西也是一樣。經常有人會說要「想像一個變乾淨的房間」，但就算能想像出來，一看到那些堆積如山的東西，很可能就會覺得「感覺沒辦法收到那種程度呢」而意志消沉。

以鳥眼描繪出終點是非常重要的，但不能以過於廣泛的視野來行動。

說得極端點，收拾東西應該限制在「把掉下去的筆放在桌上」這種眼前的事，或是更微小的事上。

不管是什麼樣的東西，都要一個一個、一步一步進行。還請打開蟲眼，**無論是多小的一步，都是你真實接近終點的「確實的一步」**。

別再「持續下去」，請說「今天就做」

我不會使用「繼續下去」或「持續」這類詞彙，因為這是些非常不自然的詞彙。

當然，過去我也曾經開口說「繼續下去」或「持續做下去吧」之類而起身做過許多事，但結果，就是沒有任何一項真的繼續下去。現在持續在做的事，都是結果上非常自然地「持續做了」的事。

有句話說「持之以恆」，這確實非常重要，但實際上真的那麼容易就能持續下去嗎？

有很多人會說「我想運動，但無法持續下去」「要一直減肥好困難」「我想節省一點，但總是無法長久繼續」。

「應如何才能持續下去呢？」直接講結論，就是改變你使用的話語。具體來說，就是不要說什麼「繼續」或「持續」，請你這三天都說「今天就做」。當然，說了之後也要「說到做到」。

為何不該說「繼續」或「持續」呢？大家知道日文中「繼續」的詞性是什麼嗎？是動詞。動詞是「用來表示動作的詞彙」，舉例來說「喝」或「坐下」等動詞，的確馬上就能執行。那麼「繼續」該怎麼動作才好呢？但這個詞卻根本沒有具體的動作。

「持續」的詞性也是動詞，但根本無法想像具體來說應該怎麼做。用這些詞彙當成起身行動的語詞，實在太不自然。

原先「繼續」和「持續」這類語詞都是用來表示「正在持續」的狀態，或是用來表現「已經持續下去」這種結果，因此不適合用來表現開始的動作；「持續」這個詞也會因讓人感受到「現在就要決定未來的行動」而帶著沉重感。

舉例來說，如果決定「今年都要做到的習慣」，就會感覺背負了一整年的勞力。如果因為想到「要是無法持續下去，該如何是好」而感到不安，就無法專心在今天要做的事，結果就不做了。

這正是因為想「繼續下去」，結果反而無法持續。

如果「想要持續」運動、減肥、存錢這類好習慣，那麼就利用當下感受到的情緒能源，也就是順勢說出「今天就做」然後去執行。明天也要說「今天就做」、後天也是，希望大家連續三天都說「今天就做」然後執行那件事。

大部分事只要連做三天，就會因為「昨天也做了，那今天也做吧」。就算惰性開始啓動，也至少會比第一天感覺輕鬆。

「今天就做」在累積後就會成為「持續」。不需要在開始前就訂定結果，導致自己背負不自然的壓力。

其實我已維持定期鍛鍊肌肉的習慣十年以上，但我不曾使用「繼續下去」或「持續」等話語，我只是說著「今天就做」或「現在就做」，然後說到做到罷了。

既然沒有「得要繼續下去才行」的沉重壓力，自然就會造成「持續下去」的結果。

先前你沒有辦法持續下去，是因為感受到「繼續」或「持續」這種話語的壓力。如果對你來說是真正必要的事，那麼就算不費力氣，應該也能持之以恆才對。

沒問題的，世界上沒有無法持續的人。只要能讓自己從「持續」的詛咒中解放，不安及緊張都會成為內心的力量。

只要三天就好，請說到做到「今天就做」。這樣一來，一定會在某天回過神來時發現已能說「持續著」。

不因為「人無法改變」就放棄

職場上的人際關係、夫妻關係、親子關係……你是否也有「想改變的他人」呢？

希望能讓某個人改變為如自己所想，但不管說了什麼都沒有變化，感到煩躁而受其擺布。尤其是不管怎麼想都覺得是對方錯時，更會這麼認為。越是想要改變對方，對方越是堅持而縮在自己的世界。

就算知道不可能，卻還是想改變他人，這是非常自然的情緒。但「打算改變他人」可就不自然了。

我想你應該也聽說過「人是無法改變的」這種話吧？話說回來，為何不能改變他人，也無法讓他人照自己所想的動作呢？

因為人並非物品。只要想像一下自己被當成物品一樣對待、無視你的人權，讓你如同被玩弄的人偶般隨對方的喜好擺弄，應該就能理解為何辦不到了。

也有人向我說過：「我就像公司的人偶一樣……」但那其實是因為希望能獲得報酬或待遇等回報，才經由自己的判斷「讓對方操縱」才是。

相同的道理，就算「要孩子去念書」，結果卻不是自己能控制的。這只要想像一下就明白了。

或許會有人覺得，「心理諮商師的工作不就是改變對方嗎？」確實我聽過許多人的煩惱，但我一次也沒有想過「能改變對方」。我只是給予一些影響，但產生變化的是他本人。

「無法改變他人」這件事是真的，但也不能因此就覺得「什麼都辦不到」而放棄。

就算不能直接改變他人，也可以在給予影響後，間接地改變對方。這必

須要刻意決定目標。此時有三件事要做：

1. **決定希望對方有什麼反應**
2. **思考應該要怎麼行動才能帶出1的結果**
3. **將2當成自己的課題，不斷嘗試並於錯誤後修正**

不能直接想著要改變對方。

想像一下遊戲世界，應該就很容易明白。比如玩瑪利歐賽車時，能操控的只有特定的一個角色，就算覺得來妨礙自己的角色令人厭煩，也沒辦法挪動其他人物，煩躁也沒有意義。

現實世界也是這樣的情況。對我們來說，遙控器指的就是「意志」，且很遺憾的，它並沒有連線到其他人身上。就算覺得他人的阻礙相當煩人，但除了以意志挪動自己以外，其他事都是辦不到的。

我們彼此影響而生存，如同我們的反應會因對方的反應有所變化，只要透過我們自己的言行舉止給予影響，對方也會產生改變。

在我想到這一點以前，也重複過無數次失敗。在這些失敗當中，最讓我感到痛心的便是「曾想改變妻子」。

那時妻子由於職場過勞而陷入憂鬱狀態，而我則努力支撐她的生活。妻子有時會「暗示要去死」。某天我點開妻子傳來的簡訊，上頭只寫了一句話「再見」，讓我登時一愣。

我記得自己急急忙忙回到家中。我的姊姊因為憂鬱症而自殺，我也失去了她，因此對我來說，「是否又要失去家人」的恐懼非常強烈。甚至曾經對著妻子大喊：「不要再這樣了！」試圖改變妻子。

某天，我擔任研習講師講，在述關於「無法改變他人」的內容時，有學生發問。他問我：「也就是說，我束手無策囉？」他非常想改變上司。

我的回答是這樣的：「正因為想改變對方，才會不順利。請將想法轉換為想間接影響對方的思考。既然對方會影響到自己，那麼自己應該也能影響對方才是。」說完的瞬間，我就發現了「噢，這說的是我自己呀」。

當時我對妻子的態度應該也影響了她。「丈夫看我不順眼」「他不需要我」「我消失就好了」──我應該給了她各式各樣的影響。

我終於發現妻子之所以會有「暗示要死」的反應，正是我的行為造成的。

在我發現不該期待妻子產生變化，而是我也自己有該做的事後，便感到相當平靜，也覺得相信「妻子應該要改變」的自己相當可恥。

當然之後並不是就一切美好，不過在我不再試圖改變妻子、將意識重心擺在我自己能做的事後，妻子也變得越來越有活力。

想改變他人、希望對方照自己所想的行動，是任何人都會有的心情，也是相當自然的事。**但你必須發現，自己想改變的對象，也一樣想著「想要改變你」**。

我自己現在仍會想著「真希望能改變那些說了也不會有變化的人」。沒關係，只要每次都能發現自己的脆弱、改變自己，那就好了。

我想，今後一定還是會出現那些無法讓你順心如意的人，但請記得這句話：**「正因為受到對方的影響，因此自己也能影響對方。」**

只要將心神集中在改變自身，應該就能減少「真想改變那個人」而感到煩躁的時間了。

第六章

人際關係最佳化，
就能催生自然堅強

互助、同理、共享，提升人際關係品質

要認同自然脆弱最困難的一點，就是沒有其他人能與自己一同感受到「有這種感受的相應理由」。否定自然脆弱而陷入不自然虛弱狀態的人，通常都遭到不自然逞強之人的否定。

舉例來說，如果因為工作上犯了錯而相當沮喪，表示「這真是太糟糕了」而同理你，和表示「別那樣沮喪！」而否定你的人，會讓你的內在舉止產生不同反應。

實際上，就算沒有這些話語，只要感受到「絕對遭受了否定」，要讓自己認同自然脆弱就更加困難。

為了獲得內在的自然堅強，尤其要注重的事之一，就是整頓人際關係。

只要提高人際關係的品質，你的內在就會變得更加穩定。

那麼具體上來說，**品質良好的人際關係是什麼樣的情況呢？就是擁有大量互助、同理、共享的關係**。

請試著增加滿足這三項條件的人際關係，或是在目前的人際關係當中增加。

互助、同理、共享這三項對人類來說，是「精神上的營養」。由於內在是像肌肉一樣的東西，若是發現精神上受傷，就會為了填補不足之處而開始行動，這樣將來才不容易受傷，這是先前已經提過的。

但並非只要受傷就會變強。以肌肉來說，必須要有充足的營養、攝取足夠的蛋白質才能發生補償作用、引發超補償。

內在也一樣。**認同自然脆弱，加上承受精神上的痛楚後，還必須攝取互助、同理、共享這些營養**。

那麼，該如何才能建構滿足這三項條件的高品質人際關係呢？**說得極端一點，就是一起去做不互相幫忙就無法辦到的麻煩事**。

我曾看過一個電視節目，內容是到鄉下的深山，近距離採訪過著自給自足生活的家庭。

那裡沒有水電等基礎設施，也沒辦法去店裡買食物，他們自己飼養家畜、種植作物，整個家庭及當地居民互相幫忙彼此的生活。就某種意義上來說，他們是過著相當人性化生活的人們。

那天的節目活動之一是「來做漢堡吧」。家裡所有人一起烤麵包、揉捏獵捕來的鹿肉、摘採野草、用雞蛋做美乃滋，好不容易才同心協力做出了漢堡。

參加活動的藝人是這麼說的：「大家一起做、然後彼此稱讚『這真好吃』，是店裡買不到的東西。」這正是非常理想的互助、同理、共享。

雖然不需要過著自給自足的生活，但其實**在我們生活的現代社會中，要獲得3K真是頗為困難，因為我們所居住的是即使不彼此幫忙也能活下去的方便社會。**

就算不與他人互助，只要去店裡就能吃到漢堡；如果自己想要，那麼就算不講半句話，也能買到所有需要的東西。

由於這種方便、輕鬆，我們大量減少得到同理與共享的機會。如果沒有刻意去做，也不會有不互相幫忙就無法辦到的麻煩事，所以我們很容易變得精神營養不良。

其實只要去尋找，就有不少「不互相幫忙就無法辦到的麻煩事」。說起來工作這件事，就是互助、同理、共享的寶庫；而私生活中較容易理解的是運動和烤肉等。除此之外，像是祭典或演唱會之類的也算是吧。

就算不是真實場所也沒關係。能聊著相同興趣的網路社群，或能互相幫忙的社交遊戲也都可以。會有許多人將時間花費在SNS上，也是因為能從社群中獲得互助、同理以及共享。

「今天得到了多少互助、同理與共享呢？」請特別意識到這三項的存在，並做為評估標準，盡可能提高人際關係品質，這樣一來，你的內在也會自然穩定下來。

就算不是每次都有人開口安慰你「辛苦了」，體會到「有人懂我」也能產生安心感。**只要被無言的信賴包圍，那麼就算是獨自一人，也能認同自然的脆弱。**

選擇誠實的人做為聆聽的對象

「有人聆聽我的煩惱，舒暢多了！」

「有人懂，我就覺得變輕鬆許多。」

「幸好對方能承受我的心情。」

我想你應該也有這樣的經驗。

從事心理諮商這份工作時，經常會聽到這樣的話，我自己也在有人能夠理解自己的心情時感到安心。

但要選擇「聆聽話語」的對象，卻有點像是在賭博。**要讓對方理解或接受自己，都無法靠自己的力量，也不是什麼靠運氣，幾乎都是視對方本人而定。**

我聽了數千次來自女性的煩惱：「就算告訴丈夫，他也不能理解，反正一定會遭到否定，我就都不說了。」

沒錯。如果不選擇對象、只是亂槍打鳥尋求同理的話，只會受到更重的傷害。

應該找什麼樣的人，我們才能贏得「讓對方聆聽自己說話」這場賭博呢？答案是「誠實的人」。

我也曾體驗過好幾次因不被理解而造成的精神傷害。那時我的眼睛剛出問題沒多久，就算說出「我的眼睛看不清楚」，但不知為何，大家都會給我一樣的回應。

「我眼睛也不好，拿掉眼鏡（或隱形眼鏡）後就看不太清楚了呢。」我想大家應該只是貼心吧，但每當聽到「我也是」時，我總會感到一股神祕的煩躁。

雖然很感謝大家的貼心，但雙方「眼睛不好」的等級落差實在太大，因此反而讓我感到空虛。

而在這之中，我最無法忘懷的就是某位男性客戶所說的話。

我原先對他抱持的印象就是「不中用但相當誠實之人」。我告訴他自己眼睛出了問題，他脫口而出的是：「片田先生，說老實話……我沒辦法說些什麼呢。」那真是非常誠實的話語。

畢竟沒有解決方法，因此那些十分溫柔的貼心反而讓我感到相當痛苦，但他說的「誠實話語」反而真實療癒了我的內心。

如前所述，人類並沒有堅強到能獨自一人生存下去。將煩惱與痛苦說給別人聽會感到輕鬆，是因為能真實體會到「我並非獨自背負這些」。

雖然實際上要解決問題的是自己，但只要有能相信的某人，在困難時就能共享「相同的問題意識」這種感受，也就能湧現勇氣。

如果弄錯了聆聽的對象，那麼你內在受的傷只會越來越重。**相較於那些能告訴你解決辦法的優秀人士或非常貼心的溫柔對象，不如選擇「能以相同目光為我思考的誠實之人」傾訴真心話。**

降低讓對方了解的難度

如果懷抱著某種龐大煩惱、覺得無法提振積極之心，又或是對未來感到不安……這時候，我們會想與某個人說說話、希望有人能夠理解。

但越是重要，要讓其他人理解就越是困難。如果感到「沒人懂我……」反而有可能讓心情更加消沉。

如果沒有人能理解，就會覺得非常遺憾，因此垂頭喪氣——這些都是自然的脆弱，並不是什麼奇怪的事。

若在此時吶喊：「為什麼你都不懂！」只會讓對方更加摸不著頭緒，同時也會覺得心寒。

那麼應該如何讓對方理解自己想傳達的訊息呢？**首先要降低難度，第二是要多花點工夫**。

話語是非常不完美的東西。就算把所見所聞、感受到的事全部說出口，也不可能把你腦袋中包含細節的東西百分之百傳達給對方。

如果是夫妻或親子這種非常親密的關係，就會在不知不覺間把「希望對方理解」的難度提得更高。

再者，如果因煩惱某些事而感到不安時，往往沒有餘力冷靜選擇用詞或表現方式。在傳達訊息上根本沒有用心，卻又對於被理解抱著高到莫名其妙的期待，那麼感到萬分厭惡，認為「對方根本不懂」也是理所當然。

我也曾煩惱根本沒有人懂我眼睛看不清楚的程度有多嚴重，尤其是在我放棄自己經營的公司、剛回去當上班族時。

雖然已告知「我是視障者」，但看不清楚的程度有多嚴重卻無法讓周遭的人理解，因此感到非常鬱悶。

那時有人告訴我：「我搞不太懂片田先生的眼睛，到底看不清楚到什麼程度呢？」

我才發現自己因為沒有人懂我而變得相當畏縮。**我根本沒有努力向他們表達，卻還期待他們理解我，對這樣的自己感到十分羞愧。**

後來我針對自己看不清楚的程度有多嚴重，做了用來表現視野的圖片等工具，試著花功夫讓別人理解。

在這個過程中，我感受到的就是不管我看見了什麼、沒看見什麼，都是非常主觀的，不可能完美地讓他人理解。

就連長年住在一起的妻子都說搞不懂了，又怎麼能期待見面根本沒多久的人理解？真的可說是自己種下了失望的種子哪。

怎麼思考、如何感受，這些也都一樣是主觀的。請記得，若能把這些事傳達給對方，簡直就是奇蹟。

想傳達、希望對方理解的事，能傳出去兩成左右就夠了。如果能達到一半，那實在非常令人開心。

如果想減少「對方不懂我」的挫敗感，那麼除了要下工夫讓對方理解，同時也要降低讓對方理解的難度。

如果希望對方了解，就要先了解對方

要將自然脆弱轉變為堅強，不可或缺的是來自他人的同理，也就是他人的理解。

即使下工夫讓對方理解、降低難度後，還是有可能不被同理。最令人苦惱的，就是雙方的「你不懂我」撞成一團時。

舉例來說，上司與部下、丈夫與妻子、親子之間等，接觸時間較長、感情交流較多的關係中，很容易互相「希望對方能懂我」，結果引發「你該理解我戰爭」。

在工作會議這種談論邏輯性話題的場合，也一樣經常發生。

要結束「你該理解我戰爭」並不困難，因為雙方要搶奪的是「希望你懂我」這支旗子，因此絕不會把道理好好說出口。

想要從「誰才是對的？」世界脫離、變得更冷靜，正在讀這本書的你，應該先主動了解對方。

除了要能理解對方的思考模式、心情、價值觀，甚至要能說出對方這樣想、這樣感覺、相信這些事。

我曾為不和的夫妻進行諮商。那是典型的「你該理解我戰爭」，雙方都說「他根本不懂我有多辛苦」。

個別聽過他們的說詞以後，我向比較冷靜的太太表示：「請妳先聽聽先生的說法，最好到到妳能幫他說出口的程度。」之後又告訴丈夫：「您太太已經反省過了，她也說只顧著發泄自己的心情實在不好。兩位要不要再談談呢？」

結果先生在希望對方理解的願望感到滿足後，便覺得「只有我在說，實在很抱歉」而繼續聆聽妻子的說法；太太也表示：「結婚後我第一次看到這麼老實的丈夫。」

人類就是這樣「我理解你」與「你理解我」的生物。

對人類來說，互助、同理與共享是精神上的食物。原本就是必須每天攝取的重要東西，只要「我理解你」與「你理解我」開始循環，人際關係也會變好。

不是只有你希望能被理解。眼前的人也希望你能理解他。如果雙方都開口，就會聽不到彼此的聲音，因此冷靜的人要先理解另一方。

人際關係就是這樣互相的關係，是由雙方的往來決定的，這種關係無法推到其中一方身上。無論你在對方身上感受到什麼，對方多半也會從你身上感受到一樣的東西。

如果你希望對方理解，那麼較冷靜的你就請先了解對方。這樣戰爭就會

結束，同理關係也會開始循環。

人際關係產生對立時，讓「我們」一起跨越

「又來了。」我盯著放在客廳的氣泡酒空罐，小小嘆了口氣，三個月以來，每天都是這樣。妻子原先就挺喜歡喝酒的，每天晚餐都會喝。

當然，健健康康時喝點酒是沒什麼關係，但那時候妻子已經被診斷出憂鬱症，醫師禁止她喝酒。

妻子問「為什麼不能喝」時，我也一定會回答「醫生就說不能喝了呀，」，幾乎每天都會上演這段對話。現在想想，在如此險惡的夫妻關係中，憂鬱症怎麼可能好轉。

除了夫妻關係，朋友或職場的人際關係也是，因為意見對立而變得氣氛差是很常見的事。如果每天都要見面的話，就更會覺得人際關係真的得好好處理啊。

實際上我進行諮商時，也經常被問：「人際關係要如何才能好轉呢？」**其實無論哪種人際關係，都有共通的方法。直接講結論，就是改變主詞。不要再用「我」這個主詞，請試著更換為「我們」**。

關係對立時，也就是「我」與「我」的意見產生衝突。這就像拳擊賽，「雙方我」正在比拚正確性。就算使盡全力打敗對方，別說關係會變好了，應該只會變得更糟吧。

人所使用的話語會影響其思考方式。

要和某人一起做某事時，用「我」這個詞會很容易產生「對立前提」的關係。只要把主詞更換為「互助前提」，也就是「我們」，那麼眼前的對手

感覺就會像是自己的隊友。

確實，那時我和妻子互相以「我」來衝撞對方，每天重複那些令人心寒的對話，讓我感到厭倦不已，因此偶爾腦中會閃過「或許已經沒有辦法一起走下去」的離婚選項。

某天晚上，我不小心脫口說出真心話：「妳夠了沒有？」因為開口吼叫，使得先前壓抑的不滿也一次爆發出來，「妳那麼想喝，乾脆自己搬出去住啊！」妻子聽我這麼說，一語不發奔出了家門。

我滿不在乎地想著「晚點就會回來了吧」，但一直等不到她回來，她也沒帶手機出門。

不安的我到處尋找，卻始終沒見到妻子的身影。「該不會發生什麼事了？」我的內心越來越慌張。

等到妻子終於回家，已經深夜兩點了。我記得自己看到靜靜打開大門的妻子，內心不禁鬆了口氣。

「我一直在找能上去頂樓的大樓，卻沒找到。」杵在原地的妻子是這麼說的。

那一瞬間，我想起了可怕的回憶。我想起了姊姊自殺時候的事。「這樣下去太糟糕了，如果我自己不改變，就會再次失去家人。」我才下定決心改變自己的思考方式。

在那之後，我開始意識到要以「我們」做為說話的主詞。酒是「妻子」想要喝，但「我」不希望她喝。如此一來「我們」應該怎麼做呢？我們將這當成是兩個人的問題一起思考。

平常說話時，我們經常省略主詞。實際上並不需要將「我們」說出口，只要想著「主詞是我們」，就能讓先前「雙方我」產生的衝突對立逐和下來。

先前我一直認為妻子的憂鬱症是「妻子的問題」，這在根本上就是錯誤的。

離職已經半年的妻子說她每天都非常害怕，覺得是不是沒有人需要她。直到那天，我也才第一次知道，她正是為了逃離那種恐懼，才會試圖以酒精來掩蓋。接著聽她說「我覺得自己在家裡好像也不被你需要」時，我才確信這是「我們家的問題」。

即使是現在，我與之後安然從憂鬱症中恢復的妻子，仍非常重視「我們」。思考彼此工作時，也不當成別人的事，永遠都要用「我們」視角。

雖然有時候會因為小事而吵架、因不滿而發生衝突，但不曾拖上好幾天、而能老實地道歉、恢復感情，也是託了「我們」的福。

人際關係的對立，只要用「我們」就能消除。當然，如果是像法院那樣爭是非的場所，就可以站在個人的視角；但是對於應該互助的家人、同事、上司等對象，如果雙方都是個人視角就糟糕了。

「我是這樣想的」，但「你是這樣想的」，然後用「我們應該如何判斷」，同心協力來得到答案。

自己的事是最重要的，這點也是非常人性化，是理所當然的自然脆弱。一起生活或因為工作每天必須見面的話，偶爾就會發生「雙方我」的衝突。

衝突本身並沒有問題，問題在於衝突後怪罪對方，然後不做任何改變。

請脫離「哪一方正確」「哪一方不好」這些前提，先想著「以我們為主

詞」這件事。

若失去重要的東西，就當成借來的

如果失去了「重要的東西」，你會有什麼感受呢？舉例來說，孩子獨立而離開家中、與交往很久的對象分手、妻子與丈夫分開、由於疾病或意外而失去健康……你會有什麼感受呢？

可能會提不起勁做任何事，或許對於人生感到絕望，甚至可能不明白活著的意義。

「失去」會讓你的內在變得七零八落。失去重要的東西而感到消沉難道很奇怪嗎？需要當成疾病來治療嗎？不，那種感受有著相應的理由，是自然的脆弱。

那麼因失去而變得破碎的內在，應該要如何才能恢復呢？答案是不要再探求已失去的東西。

那麼，應該看著哪裡，才能讓內心從喪失中重新站起來呢？**答案是看著你手邊尚未失去的東西。**

請讓我聊聊自己體驗過的「失去」。

對於沒有孩子的我們夫妻來說，現在家裡的四隻貓就和家人一樣。若問我和妻子最難以忘懷的巨大失去，那想必是失去了從結婚時就在一起的貓咪幸之助。

在牠死前幾天，我們發現了牠的不適。牠由於慢性腎臟功能不全引發尿毒症，才八歲就死了。

牠是我在發生視覺障礙前就飼養的貓咪，也是支撐我度過孤獨時刻的重要伴侶；對妻子來說，是在她試圖跨越憂鬱症時，幫助自己心靈安穩的存在。

就算牠的樣子是隻貓，但對我們夫妻來說，牠就是家人，我們一直無法接受牠這樣驟然離開我們。

這就是所謂的寵物喪失感。提不起勁做任何事、也無法抹除深陷絕望的心情，雖然依舊執行吃飯、睡覺這些生存所需的動作，卻沒有活著的實際感受。

「要是我早點發現就好了。」每當望向我，妻子總是後悔地感嘆著。當我自己也陷入嚴重喪失感時，實在不知道該說什麼，整個家裡飄盪著如喪考妣的沉痛氣氛。

要從失去重要事物的心情中恢復，關鍵不在「失去的東西」，而是要將焦點放在「尚未失去的東西」，**因此我們將目光轉向幸之助「待在我們身邊的八年」**。

我在車站前看到有人要送養貓咪時遇見了牠。像是那時牠的身體又小又虛弱、牠會睡在我的肚子上等，我和妻子邊看著照片，邊回顧妻子還不認識牠的那四年。

之後我們結婚、一起生活後，幸之助反而比較黏妻子，所以其實我感到有些寂寞；還有冬天時總是會到床上和我們一起睡覺，這些事我們都拿出來說。

我們將目光轉往「沒有失去的八年幸福」，這樣一來，源源不斷湧出的後悔也戛然而止，轉變為感謝。我的四年、我們夫妻的四年，我們並未失去牠支持我們那重要的八年。

如果凝視著「失去的東西」，就會覺得是被奪走了；但若看著「尚未失去的東西」，就會發現自己有多麼幸運。

重要的東西都是借來的，不可能一直為你存在。但不知為何，大家似乎都覺得這些事物會「永遠都在」。

不管是重要的人、自己的健康或性命，一定會有一天被迫歸還，無法延期，也無法拒絕。

你所失去的「重要的東西」或許不會再回來了，但換句話說，曾經擁有的時光是無比的幸運。

就算只有短短的時間，也請記得你手邊仍有「尚未失去的東西」。這樣一來，你將會發現自己並不是被奪走了什麼，而是曾那樣幸運。

不要堅持確定性，就算不安也要投入

一旦開始做某些事、克服不擅長的事物、挑戰困難的嘗試……要做不曾做過的新事物時，雖然會覺得頗為興奮，但也會因為「若失敗了該如何是好」而感到不安。

這些都是非常人性化的自然反應。但若不安感大於興奮，就很容易陷入「還是別做了吧」而試圖放棄挑戰的心境。該怎麼想才好呢？

曾有位四十多歲的女性告訴我：「我想去工作，但不知道該做什麼才好，結果動彈不得。」

因為她一直都是家庭主婦，已經二十年沒有在外工作。雖然有拿徵人雜誌，也到求職中心拿了相關資料，卻一直無法將履歷投遞出去，她覺得「自己動彈不得」。

因為不安而無法起身行動，是大家都會發生的情況。這件事本身是自然的脆弱，並不需要予以否定。首先，請找出自己為何對事情是否順利感到不安。而這種想法最主要的癥結在於過度堅持要有確定性。

不安是一項動機，讓你能好好應對接下來會發生的事，應該盡量做好準備，盡可能在不失敗的情況下推動事情前進。

話雖如此，不管做了多少準備，「能否順利」仍然是未知數。如果過於堅持確定性與正確性，就會產生迷惘，也就會變得動彈不得。

我有位經營創業學校的朋友，據他說，一邊當上班族、一邊計畫要獨立創業的人並不少。

不過朋友非常遺憾地表示：「大部分人已經來了這裡好幾年，而且明明有計畫，卻幾乎都沒有實行。」

我當然明白大家會不安，畢竟要捨棄穩定的收入。就算是自己喜歡的工作，一開始還是有可能過得不穩定。要是沒有不安才奇怪呢。

我也能明白「希望能打造一個絕對順利的計畫」「想盡可能接近成功率百分之百」的心情。但這樣的話，是永遠都不會行動的。

無法確定未來是理所當然的。計畫、預測、分析、計算、達成率等或許能降低不安，但不會讓它化為零。

無論打造多完美的計畫，也不會有「絕對能順利進行的保證書」。無論要做什麼，一定都會留下一些不確定性。

當我為人們進行心理諮商時，經常有人告訴我「因為非常不安而無法行動」。不過請各位注意到一點，事實是相反的。

事實上正因為不行動，所以不安無法散去。所謂不安，是一種讓你為了應付接下來會發生的事，了解修正行動必要性的訊號。

只要你沒有動自己的身體手腳，也就是不行動的話，這個訊號就不會消

失。

我自己也曾因為不確定性造成的不安而動彈不得。

那時我賣掉自己經營的公司，剛開始摸索「接下來應該如何生活」的方向。我失去了大部分的視力，年齡也屆三十，說老實話並不年輕，當然非常害怕一步錯、步步錯。

我不知道該選擇哪條路、杵在原地時，朋友告訴我：「我想不管選擇哪條路，一定都會有某種後悔。為了能在日後說出『幸好我選擇這條路』，只要接下來努力，應該就沒問題了吧。」

我將也這話轉達給前面提到的那位主婦，對方便表示：「的確，我好像太過堅持了呢。我應該要應徵那些自己應該做得來的工作，有緣的話就去做吧。」然後滿臉笑容地離開了。

要挑戰新事物，就像走在一條沒有燈光的路上，一定會湧現不安，但還是請務必踏出腳步。

人生遠比你想像的還要有彈性。就算不安，只要往前進，就可能碰上不在計畫內的緣分、找到無法預測的希望、發生不可能計算出的奇蹟，一定會發生一些讓你覺得自己「幸好做了這項選擇」的事。

內在的脆弱與堅強
就像車子兩邊的輪胎

將本書中的訊息精簡一下，大致上是這樣的：認同自然的脆弱才是真正的堅強；否定自我並用逞強掩飾，是真正的懦弱。

大家應該都聽過這種像是格言的繞口令句子吧。但實際上要認同自然的脆弱真的非常困難。你是否也曾下意識地否定自我、逞強，以不自然的內在度日呢？

內在究竟是堅強或脆弱？用兩者對比的模式來思考，很容易連帶出現「好／壞」這樣的評斷方式。

大家會肯定好的、否定壞的，如此一來，就很容易覺得應該要否定消沉、不安、扭揑、負面思考或消極等內在的脆弱。我了解這種情況。

但只要加上一個「自然／不自然」的主軸，就能脫離先前束縛你的「好／壞」詛咒，這就是我透過本書想告訴大家的事。

實際上，內在的狀態並沒有什麼好壞或堅強脆弱的分別。乍看之下內在堅強之人，應該也有許多次精神上感到痛苦的經驗。

無論是否刻意為之，想必他也為了不要再次受到傷害，而以行動改變自己的脆弱吧。

「是因為內在脆弱的關係」常做為「所以我辦不到〇〇」這種「偽辦不到」的藉口。

並不是「因為內在脆弱所以無法行動」，而是「因為始終不修正自己的行動，所以內在一直都很虛弱」。

說穿了，我們的內在根本沒有單純到能輕鬆區分出強弱。我們可能固執於堅強而產生失去自我的脆弱，也有著能暴露自身脆弱的堅強。

不要以「強／弱」的二分法來區分，而是調配兩種性質，達到「既強且弱」。

負面思考與正面思考、消極和積極，消沉、不安與喜悅安心……乍看之下似乎都是對立的，但其實就像是車子兩邊的輪胎，不管少了哪邊，人生都無法好好前進。能好好讓兩者達到平衡，才是真正的堅強。

纖細、慎重、懦弱而有著容易感到不安的傾向，對危險及未知之物有著相當高的敏感度。

舉例來說，能早一步發現危險、規畫對策、比其他人都要早用心準備，也不會一不小心就接近不明白的事物。為了要讓人生過的安全，這些是非常**優秀的盾牌與防護工具**。

另一方面，也需要大膽、樂觀和進取。因為只憑藉纖細與消極這類盾牌和防護工具，人生就不能冒險了。

無論準備得多麼周全，未知與危險都不可能消失殆盡。最後還是得帶著「總會有辦法」的意念，在沒有任何保證的情況下躍入危險以及未知。

我也常說「總會有辦法的，沒問題」，但是這種積極的話語，想來必須在做好規模龐大的事前準備後，才能脫口而出。

請不要懷疑自己的情緒。老實地認同自己有自然的脆弱，就能了解它們要警告你什麼事。

當不自然否定自我的次數減少，能相信自己的感覺也會變得越來越強烈。

只要具備「不管發生什麼事，都能馬上恢復自然堅強」的自信，就不會再躊躇，而能開始行動。

請將堅強與脆弱、自然與不自然這些做為工具來使用，跨越人生障礙，享受人生本身吧。

【後記】

雖寫了本書，但我也非堅強之人

二〇二一年一月三日，我獨自在家安靜地寫這篇後記。

其實去年年底，妻子的精神忽然崩潰，從元旦起便住院了。

妻子先前是做寵物保母的，工作內容就是照顧寵物，但因為新冠肺炎疫情造成工作量大減。

妻子非常喜歡貓狗這些動物。接觸動物們、與疼愛動物的客人們對話，對妻子來說真的非常重要，就像是生命意義。因為重要的東西被奪走而感到消沉，是自然的脆弱。

當然，不需要否定自己「這樣不行」，也不需要說「沒問題的」硬是逞強，只要哭一哭、吼一吼，做個盛大的儀式就可以。

這樣一來，就會自然發現感嘆環境問題根本沒有幫助，接著了解這是自己的能力不足。

只要將不安的心情轉化為行動，就能獲得自然的堅強。照道理說是這樣沒錯，但是妻子辦不到。

陷入這種狀況，我不得不再次思考：我真的有好好與妻子共享她的痛苦嗎？

會這樣說，是因為要改變自然的脆弱，需要有自然且健康之人的相互了解。

就算沒有化為言語，只要有充滿互助、同理、共享的高品質人際關係，就不至於不自然地否定脆弱、不會刻意逞強，並能得到自然的內在堅強——應該要是這樣的。

或許我根本只想著自己的事。

妻子離家的這兩天，我一直想著「會這樣都是我的錯」「我竟然救不了重要的家人，真是沒用」。就算知道無濟於事，還是在心中不斷、反覆地否定自我，甚至想著我根本沒有資格出這本書。

因為就算能用話語說明，我也沒能好好活用。這樣我還有資格告訴讀者這些事嗎？我把這些念頭告訴信任的朋友、想像著妻子的心情而哭泣等，在進行這些儀式時，我才發現了非常重要的事。

我竟然忘記了「不是誰也不是什麼事的錯，只不過是能力不足」這件事。

妻子住院這個環境變化造成我的內在劇烈震盪，這是理所當然的，若是我沒感受到恐懼、不安、孤獨、精神上也沒受到傷害的話，反而很奇怪吧。我也曾不自然地否定這樣的自己。

但現在正因為我感到不安，所以要寫信給妻子、思考貓咪們的健康管理，集中在自己能做的行動上、相信妻子會恢復，抱持著等她活力十足地回來的穩定心情度日。

電影《地球過後》中有這樣一句臺詞：「危險雖然確實存在，但否感到恐懼則在你自己。」

發生在自身外界的環境變化確實存在，但**內在發生的恐懼與不安並沒有實體，是一種虛幻縹緲的東西。不可以和虛幻之物戰鬥，這些是用來因應環境變化必須利用的工具。**

只要活著，就會產生那些不合理或荒謬的環境變化。

實際上，應該有許多人都受到新冠肺炎疫情的影響而萌生許多念頭，悲傷、悔恨、不安、痛苦、寂寞……**由於自然的脆弱而感受到疼痛並不奇怪，可以好好的哭一哭、喊一喊、唉聲嘆氣，只要最後集中心力在自己能做的行動，回到自然且健康的狀態，那就好了。**

如同〈前言〉所述，我並非內在堅強之人。只是稍微知道一些關於內在脆弱的普通人。

現在非常虛弱並不是壞事，也不是罪惡。那是人類非常自然的樣貌。請不要懷疑這是讓精神有所成長的機會。

寫下本書的作者要恢復自然的堅強都得花個兩天，實在非常慚愧。但是我能把這件事寫在這裡，正是因為我不會逃避這樣的自己，認同它非常人性化。

因此，也請你不要否定那個不中用、感到丟臉的自己。如果發現自己陷入了「不自然的內在」，請誇獎自己竟然發現了這件事。不管是什麼樣的自己，最後都要擁有認同「人性化」的勇氣。

這樣一來，不管發生了什麼事，都能擁有恢復自然而健康狀態的真正內在堅強。

最後，本書能夠出版，要感謝為我編輯內容的PHP研究所姥康宏先生、提出出版企畫的松尾昭仁先生，以及總在背後支持我執筆、我最愛的妻子。

我希望大家都能培育自然的內在，盡可能讓自己的人生更加充實，變得非常美好。

你，只有一個「你」嗎？

你的內在，其實是由許多個部分所組成，就像家庭由許多不同成員組合一樣。

有部分的你像嚴厲的父親，有部分的你像慈愛的媽媽，有部分的你像脆弱的小孩……

你的這些內在部分，在成長過程中經歷了許多事件，承載了各種的情緒和記憶，各有不同的性格，且用不同方式保護著你。這些內在家庭成員真實地存在我們的心理思維中，我們的一生是否健康幸福，都與內在的所有成員息息相關。

——《沒有不好的你》

國家圖書館出版品預行編目資料

承認內在脆弱,使你溫柔又強大 / 片田智也著；黃詩婷譯. -- 初版. -- 臺北市：究竟出版, 2022.03

224 面；14.8×20.8公分 --（心理系列；72）

譯自：「メンタル弱い」が一瞬で変わる本：何をしてもダメだった心が強くなる習慣

ISBN 978-986-137-361-4（平裝）

1.CST：精神衛生學　2.CST：情緒管理　3.CST：生活指導

415.9516　　111000747